从头到脚说健康

说健康②

健身气功与养生之道　曲黎敏◎著

四川科学技术出版社

图书在版编目（CIP）数据

从头到脚说健康.2 / 曲黎敏著. — 成都：四川科学技术
出版社，2017.3（2023.12月重印）
ISBN 978-7-5364-8586-0

Ⅰ.①从… Ⅱ.①曲… Ⅲ.①保健－基本知识 Ⅳ.①R161

中国版本图书馆CIP数据核字（2017）第055508号

从头到脚说健康 2

CONGTOUDAOJIAO SHUO JIANKANG 2

曲黎敏 著

出 品 人：程佳月
总 策 划：金丽红 黎 波
责任编辑：王赛男 李迎军
责任出版：欧晓春
法律顾问：梁 飞
封面设计：郭 璐
插图绘制：詹子鹤
版式设计：姜 华
媒体运营：刘 冲 刘 峥 洪振宇
责任印制：张志杰 王会利
版权代理：何 红

出版发行：四川科学技术出版社　　　　　　　官方微博：http://e.weibo.com/sckjcbs
地　　址：成都市锦江区三色路238号　　　　官方微信公众号：sckjcbs
邮　　编：610023　　　　　　　　　　　　　传　　真：028-86361756
发　　行：北京长江新世纪文化传媒有限公司
电　　话：010-58678881　　　　　　　　　　传　　真：010-58677346
地　　址：北京市朝阳区曙光西里甲6号时间国际大厦A座1905室
邮　　编：100028
印　　刷：天津盛辉印刷有限公司

开　　本：700毫米×1000毫米　1/16　　　　成品尺寸：165毫米×238毫米
印　　张：12.5　　　　　　　　　　　　　　字　　数：210千
版　　次：2017年3月第1版　　　　　　　　　印　　次：2023年12月第24次印刷

定　　价：36.00元

邮　　购：成都市锦江区三色路238号新华之星A座25层　邮政编码：610023
电　　话：028-86361758

编 委 会

雕刻时光，细品美好

记得 2007 年夏至那天，我在山东教育台开讲《黄帝内经·养生智慧》，转过年来，还是六月，我在北京电视台讲《从头到脚说健康》，那两年真是我的年，很辛苦，但很快乐，因为我不仅结识了金黎组合、侯刚、黎叔等好朋友，也和广大的读者成为好朋友。

现如今，"养生"一词已被过度解读，这更让我庆幸当年自我的坚持——永远以《黄帝内经》等经典书籍为根本，深究生命之理，而不媚俗地讲一招一式。养生的要点，永远是养情怀，没有情怀，人走不远。还好，喜欢我的人，也有我这种坚持和倔强。我们一起走过来，我们一起成为传统文化的拥趸，同时，我们也一起成为受益者，这真是一件美好的事。能有十年的美好，已然不易，但我们一定会继续保有这份美好，会继续一起走下去。为什么呢？因为我们是和经典相伴，经典永远深邃、长青，我们只会深入学习，并因为我们的深入，而得到更美好的觉悟。

这两年，我们又开始谈论复兴传统文化，说一说没问题，但要复兴，不会那么容易。因为复兴传统文化不是背背诗、重新穿穿汉服、插插花、玩玩香就可以了。诗词是古人写的，汉服是古人穿的，没有那颗诗心，没有汉人的胆魄和骨架，我们依旧撑不起那片古朴浩瀚的天空。而且，要想得传统文化之浑厚大气，还得有好身体，身体气血无力，也担不起这个重担，也化不开那份浓厚。总之，要想开悟，前提得精满气足。

任何一个急功近利的时代，都喜欢皮毛，而害怕真骨；都习惯说结果，而不知寻真因，就好比，看病、治病，人们都希冀去掉过程，这，怎么可能呢?! 得病，是时间的积累。而真正的治愈，不也需要我们对气血的修复和对生命的领悟?! 总之，无论我们做什么，都有伟大的时间之神在那儿操纵着我们的生活。所以，在复兴传统文化之前，我们要做的功课会很多，我们先要扔掉在急功近利时代养成的坏毛病、坏习性；然后建立好习惯、好习性。而这些，都快不得，快了，基础就不结实、就不牢固，就又是一场空欢喜。更何况，传统文化是生活的艺术化，就是要极细致地做每一件事，还要把事儿做到极致。其实，这种工匠精神，就是要我们先培养一颗安静的心、一对专注的眼睛、一双勤劳的手，然后，不骄不躁地、沉稳而喜悦地，雕刻时光……

这，就是我们未来十年，或未来二十年的功课，它需要我们当下每一分钟的努力和坚守。与其念叨"诗和远方"，不如守住当下的温柔敦厚与细腻平和，而温柔敦厚与细腻平和就藏在《诗经》《黄帝内经》这些经典当中。只要我们展卷，那远古和煦的风，就会把我们吹拂……

曲黎敏

2017 年 3 月 19 日

写于元泰堂

持戒与驱魔

2009 年是世界历史悄然发生改变的一年，世界经济的衰退和中国的崛起在这一年已展露端倪，而我们每个人的命运、年运又怎能不与国运相连?! 所以，这一年是奋进和快乐的，一切都像这大雪后的晴天，虽然冷冽，也有污泥，但心是清爽明快的。

这一年，又被称为养生年，各路养生书籍如过江之鲫，百姓趋之若鹜，说明人们越来越关注性命根本，就是啊，这一年，甲型流感……无时不在干扰着人们的神经，但口罩只能屏蔽病毒，而真正要改变的是人们内心的虚弱。所以我年初在北京电视台宣讲了《从字到人：养生篇》，希望人们能够从文化和心灵的角度来重新认识生命和生活。疾病从根本上说源于我们的生活态度，以及我们如何看待生命的正确概念，从心改变，才是重生的秘方。

年中，国家体育总局健身气功管理中心请我就健身气功做一档节目，这正与我今年的计划不谋而合，于是欣然应允。因为随着养生热的兴起，很多人有可能进入新的误区，比如盲目求营养品、求秘方，而忘记了生命的根本在于自我身体的经脉通畅和心灵的快乐与自由，我们真正要求的应该是原始经典当中的理性之花。而我从学医开始，就要求和我一起学医的学生一定要在学习医理的同时习练易筋经和六字诀。因为易筋经可以帮我们明经络；六字诀可以帮我们明脏腑。这诸多的因缘使得我于年末的时候，在天津电视台科教频道的《健康大学堂》做了关于健身气功与传统文化的节目。节目当中，有老百姓积极参与，大家一起练得不亦乐乎，举手投足皆是文化，皆蕴含着生命之理，能把传统文化的至简大道还之于民，不亦乐乎！

记得当年看《西游记》时一直有个问题弄不懂，就是孙悟空动不动一个筋斗就到西天了，那他背着唐僧去不就行了？或者他直接取回经书也可以啊？……直到学习了中医经典后，才慢慢明白了一个道理，取经的过程就是修道的过程；九九八十一难就是人生修道途中必须要经历的心路历程。孙悟空代表意念，可以一下就到西天，但无法取走真经；唐僧必须一步步地走，一个一个磨难受着，才能取回真经。这其中，持戒如同积精累气，不断培补正气；而那些磨难就如同祛病去寒，如同在生活中不断地抗击心魔，勇敢地改毛病，只有这两种行为兼备了，才能最终成佛。

我们的生活又何尝不是这样？！我们的身体又何尝不是这样？！

练健身气功就如同持戒，不断地积精累气。它不是简单的体育锻炼，不是作喘气样地扩充我们的肺活量，而是在体验气血对五脏六腑的鼓荡——当我们掌根上撑，经脉就如同河流，在肌肤下偾张、流转；它对呼吸的要求则是"绵绵若存"……

驱魔可不是唐僧一个人能完成的，他需要孙悟空、猪八戒、沙僧，甚至诸仙大佛……治病亦如是，需要信念，需要高超的医生，需要我们心灵的觉悟和改变……

所以，我们的身体是坛城，我们的心是道场，从那里出来的都是梵呗……之所以生为黄皮肤黑眼睛的中国人，就是因为我们爱修行，就像精美的瓷器，在火焰中不断地煅烧，成为眩目而又沉静的青花……

不信邪、不欺诳，坚持与百姓心与心的沟通，是我一贯的原则和主张，无论压力多大，我将始终不渝。所以，我快乐，我幸福，我也祝愿天下的父母、兄弟、姐妹、孩童跟我一样内心充满快乐！

未来中国的强大一定是文化的昌明与强大，而实践这文化的是每一个了不起的中国人，如何能在未来把握历史给予我们的机遇和责任，是我们当下必须认真思考的问题，践道的路程虽然艰苦，但我们必须努力前行，因为我们的背后有厚重、绚烂的历史长河，我们的前程又是一片光明。能生在如此伟大的时代，是我们的福报，更是责任。

曲黎敏

2009 年 11 月小雪节

写于三乐斋

目 录

第一章　认知传统健身术　领悟运动养生之道

第二章　从头到脚锻炼法

第三章　锻炼注意事项

引子 传统健身的中医智慧

很长一段时间以来，越来越多的人拿着稀奇古怪的方子来找我，不知名者的咨询电话也络绎不绝，多为求医问药的。

一方面，很欣喜，自己多年追求的中医文化的复兴在无数志同道合者的共同努力下，在炎黄大地上开花结果，越来越多的老百姓认识到原来中医有这么神奇，不再将我们千百年流传下来的瑰宝束之高阁；另一方面，也很踌躇，中医用药因人而异，几乎没有一个通方大家可以一起用。中医治病讲辨证论治，同样是感冒发烧的人，有人要用桂枝汤，有人要用麻黄附子细辛汤，用错了，就会出大问题。药，绝对不可乱服。

有了病，当然要去看医生，这没二话。不过，我常说，将我们的生命全都交给医生，是软弱的。中医讲"治未病"，重养生，如果我们平时都能健健康康的，那又何必要把时间、金钱乃至痛苦，都搭在了医院里？

如何将中医智慧实实在在、简简单单、安安全全地落在实处，以博大的法力护佑我们的身体，我踌躇、思索……

多年前，我曾做过《中华气功》杂志的编辑，从那时起就认识到了中国传统健身术的美妙与实用之处，修习多年，以己之身感受着它在养生方面的巨大作用。安全、有效、简单、易行，是传统健身术最大的特点与优势。我相信，一旦您开始练习，自会在其中有所收获。

第一节　力与劲儿——中西方
体育锻炼孰高孰低

　　和医学一样，因教育、社会环境变化等一系列问题的影响，现在的中国人对现代西方的体育锻炼远比对中国的传统健身术更了解、更熟知。多年来，中国传统健身术就跟中医一样，逐渐被边缘化、被妖魔化、被夸张演绎……总之，被束之高阁了。

　　那么，现代西方体育锻炼和中国的传统健身术有着什么样的不同之处？哪个又更好呢？

　　西方的体育锻炼，它的练其实是绞丝旁的"练"，而且是只练不养。它强调的是更高、更快、更强。可以说，它追求的是达到或超越人体的极限。拿百米飞人大赛来说，通过反复的肌肉训练，各种仪器辅助修正动作，使人类奔跑的速度向极限接近。博尔特在 2009 年又刷新了百米跑的世界纪录，把他保持的纪录又缩短了 0.1 秒，但这种追求越来越困难，西方科学家用计算机计算的结果是，人类的百米跑不进 9 秒。

　　中国的传统体育健身就不同，造字之初，锻炼的"炼"就是火字旁的"炼"，它把人体自身当作一个鼎炉，气血当作内容。所以，我们古语叫"外练筋骨皮，内练精气神"，也叫"内练一口气"。它的核心内容是"精气神"的问题。中国的传统体育健身讲究的是又炼又养，炼养结合，其理论基础是医道里的经脉。

西方的体育锻炼，练的是力量，也就是肌肉，它的理论背景是解剖学和肌肉组织学，重点在于力量的表现。健身房里的训练大都以练力量和肌肉为主，这种训练把气血全都调到皮肉了，而内里反而空虚，再加上大汗淋漓，更加损耗心血（因为汗为心之液），过分训练有时还会引起心脏病的发作，所以我们常在报纸电视上看到有人在健身房锻炼时猝死的新闻。

而中国的传统体育锻炼，"炼"的是什么呢？"炼"的不是"力"，而是"劲儿"。这个"劲儿"就很玄妙，有些难以拿捏。

劲儿讲的是虚实之道。人体经络的气血，它既有看得见的，也有看不见的东西在里面。归根结底还要谈到"精气神"的问题，这就又离不开经脉、气血、阴阳、升降、开合……

还是举例来说明"劲儿"的玄妙之处吧。比如，在传统的体育健身里，有一个非常有趣的动作，叫"剑指"。我们经常在武打电影里看到这样的动作：某个武功高人以手做剑指状，就这么"啪"的一下点过去，对方就被封住了穴道，动弹不得。

那么，剑指这两根手指的力量到底从哪儿来呢？是从手腕来，还是从腰来？其实都不是。要想让这两根手指特别有力量的话，一定是

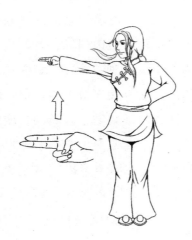

西方的体育锻炼练的是力量，中国的传统健身术"炼"的是劲儿，剑指这个动作就很好地诠释了中西方体育锻炼的不同之处。

在攥着的另外三根手指头上做文章。

我们可以尝试一下，把另外这三根手指头压得越紧，剑指的这两根手指就会越有力。这就叫"四两拨千斤"。

剑指的这两根手指头属于看得见的系统，而攥着的这三根手指头属于看不见的系统。用大拇指压住无名指和小指，就相当于锁住了这三根手指的气血，而把气血都贯注到了伸出的食指和中指里，这就是用看不见的系统给看得见的系统加劲儿。这就是中国传统体育健身中的一个很核心的要点。

再比如，手臂的内侧是三阴经，外侧是三阳经。拿易筋经里的"韦陀献杵第二势"举例，当两臂伸平时，阴经和阳经都没有发挥作用，当两掌慢慢竖起、外撑，力在掌根时，经脉的意义就显现出来了。别小看了掌根外撑这么一个动作，这么一撑，胳膊上的阳经就锁死了，里面的三阴经的劲儿就使出来了。能这么撑一会儿，后背就开始酸痛并出汗了。然后手臂上举，再两手变拳下撑，这时三阳经就全打开了，而阴经又锁住了。

其实健身气功的所有动作都是这样，利用人体经脉形成巧劲，而我们的手腕就好比一个锁，在它的一开一锁中，劲道得以收放。

中国传统体育健身术中有无数类似的现象。这些现象的背后融入

当两掌慢慢竖起、外撑，力在掌根时，胳膊上的阳经就锁死了，里面的三阴经的劲儿就使出来了。

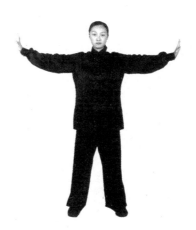

"韦陀献杵第二势"

了古人超凡脱俗的见解与博大精深的知识。我们不能只看表面看得见的东西，还要看到背后的奥妙之手，并加以思考。这就好比我们看魔术一样，外面的表演异常精彩，可其实秘密都在里面。破解了里面的核心，我们就能解开古人一言、一行、一式的密码，让那尘封在久远历史长河中的道与术，焕发新的生命。

扫码观看视频第三讲：

精气神的锻炼

第二节　有钱的人去按摩　没钱的人练导引

地主婆的"美人拳"养生大法

　　健身气功在古代被称为"导引"，是一种既能锻炼身体，又能防病祛病的体育健身方法。现代人不懂，把气功练得就好像在做广播体操，其实是把它的精髓全部都丢掉了。健身气功讲究的是"以形领气"，气动了又可推动血行，所以气功不是简单地动动胳膊动动腿，它对身体大有裨益。

　　这几年，在国内的大城市，按摩店如雨后春笋般冒了出来，洗脚城更呈星火燎原之势。好不好？我觉得从医理上讲，挺好。同时也反映了我国经济发展了，人民有钱了。当然，前提有两个：一是合法的按摩，不是那些乱七八糟的东西；二是按摩师的技术要达标，他们要真懂按摩、会按摩。会与不会，差别大了。会的话可解除疲劳，手到病除；不会的话，不仅仅是浪费我们的金钱和时间，还会损害健康。

　　现在的按摩其实又分两种：一种是西方的按摩方法，比如我们常在电视里看见足球队、篮球队、体操队等都配有按摩师，这种按摩的主要目的是消除肌肉的酸痛与疲劳；还有一种是中医按摩或推拿，它以疏通凝滞在经络里的"气"为目标。因此中医按摩或推拿施以治疗的地方几乎都在穴位和经络上。

有人会说，过去那些地主婆也不锻炼身体啊，怎么也活得挺好的？我们要想想，地主婆家里有什么——丫鬟。丫鬟天天给她捶腿、捏脚，那叫"美人拳"，这就是一种按摩，所以地主婆活得也挺健康的。

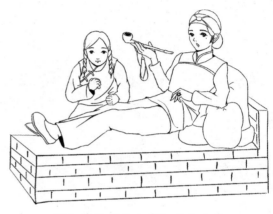

地主婆每天享受丫鬟的"美人拳"，其实就是在接受一种按摩。

地主婆的"美人拳"养生大法

我开个玩笑说，现在有的老人生活得很简朴，儿女即使特有钱，老人也总是很节省。其实想开了，辛苦一生把他们养育大了，现在也该享享福了，有钱就花，让儿女给找个好的按摩师常做做按摩，身体健健康康的，让儿女也少为自己操心。

玩笑归玩笑，能真的天天请得起按摩师的毕竟是少数，咱大多数老百姓没那个经济实力。那怎么办？很简单，老老实实地自我锻炼，练健身气功，一样身体能锻炼得棒棒的。所以，一句话：有钱的人去按摩，没钱的人练导引。

福报从自我锻炼中来

那么按摩和自我锻炼有什么异同呢？

首先，导引术在古代叫内景导引，外景导引就是按摩法。

按摩是一种被动行为，而自我锻炼是一种主动行为。

应该说，自我锻炼相对来说更好。因为它是一种自己唤醒自己身体感觉的行为。

人的这条命到底要掌握在谁的手中？是自己，而非他人。这是中医养生的一个核心思想。你锻炼身体一分，它就会回报你一分。

从养生的角度讲，扎针、按摩，都赶不上练导引。将导引的动作做到位，就能解决很多根本性的问题。

锻炼分层次，先是练明劲，后是练暗劲，最后是化劲，关键要懂得医理，知道如何开合阴经、阳经。比如，坐着的时候，我们上半身老动，可下半身就几乎不怎么动了。其实我们可以做几个腿部养生动作。比如，把脚后跟外撑待一会儿，这就抻拉了膀胱经；坐在那儿，没事儿就捶捶腿，这其实就是在养护胃经；抑或将两手搓热，捂在腰眼处待一会儿，这可以强腰脊。

我们一定要记住，锻炼是可以随时随地进行的，但是这种随时随地的锻炼首先要养成习惯。习惯决定健康。这些小动作都很简单，我们掌握了其中的原理后，自己就可以解决自己的很多问题。不是天天都上养生班才能学到养生方法的，我们有了一定的基础知识后，自己都能悟出很多针对自己身体情况的、行之有效的保健方法。

有一段时间，我坚持练易筋经，那段时间我坐有坐相，站有站相。后来懒了，不练了，结果坐、卧都喜欢歪着倒着的，可不好看了。锻炼贵在坚持，锻炼的动作都不难，难的是天天练习，持之以恒。西方有种说法，任何行为只要连续坚持 40 天，就可以成为一种习惯。我们中国传统文化认为的时间是七七四十九天。您就别偷懒，咬牙坚持 49 天看看，我相信您一定会从中得到很好的福报。

按摩和练导引的第二个不同在于达到的功效不同。按摩不到的地方，做导引可以锻炼到。

经络分里支和浮支。什么叫里支，什么叫浮支呢？经络有走向，它不仅在体表循行，还往里行进。对于体表的浮支，按摩或扎针都可作用到；而对于身体内部的经脉，按摩甚至扎针都无法接触到，那就叫里支。

对于里支，我们如何作用于它呢？唯有自我锻炼。通过身体的伸展、扭动，可以解决里支的问题。比如云门穴和中府穴，不能扎针，按摩又隔着肋骨碰不到，但靠练功就可以。八段锦中的"左右开弓似射雕"这个动作，能很好地作用于这两个穴位，而且做这个动作的时候需要屏息，屏息也等于按摩了这两个穴位。

虽然我前面说了按摩是一种不错的保健方法，但即使有钱，也不要过分依赖按摩。按摩会调人的元气，对于体质比较虚弱的老人来说，总调元气不好，伤身。而练功却是老少皆宜的养生方法。

至于练功的禁忌，我会在本书的最后一章进行讲解，我们在练功前可着重看看那一章，避免出现不必要的意外。

扫码观看视频第一讲：

健身气功的起源

第三节　传统健身法秘诀大公开

很多人说，锻炼嘛，我会，使劲跑，使劲跳，大不了照猫画虎地跟着学嘛。其实您吭哧吭哧地一通傻练，对身体有没有好处呢？也有，但效果不大。做错了，对身体反而有害。这世界上很多事情都有秘诀，掌握了秘诀就等于走了捷径，事半功倍。

站桩的秘诀一 ——八虚

练健身气功有秘诀，拿健身气功中最基本的一个动作——站桩来说吧。

很多人都知道站桩，武打电影里常有练功夫的人先从练站桩开始，不少人也跟着做过，结果站一小会儿就腰酸背痛腿抽筋，哪儿都不舒服，而锻炼的效果呢？似乎也没有什么精进。

为什么？很简单，不懂秘诀地瞎站，不疼才怪！

那么，站桩的最大的秘诀是什么呢？——八虚。

何谓八虚？

八虚是指人体的八个部位要放松，这八个部位是两肘、两腋、两

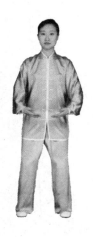

八虚就是两肘、两腋、两胯、两腘窝处都要放松。

胯和两委中（腘窝处）。所以站桩时一定要做到沉肩、坠肘、松胯、膝盖微微弯曲。

中医里有"真气之所过，周身三百六十五节"，就是全身上下这么多关节，都是气血行走的地方。相对来说，关节处都是人体比较虚弱的地方，也是人最应该放松的地方，要把它们虚下来。

《黄帝内经》指出：此八虚为真气之所过。即是说，八虚是一身之气所经过的八个最大关节处。这八个地方至关重要，既是邪气最容易停留的地方，也是气血最容易壅堵的地方。

站桩时放松这八处有什么作用呢？

先说两肘。中医讲，心、肺有病，病在两肘。人的肘部有一个穴位叫少海穴。当我们拨动它时，如果感到特别疼的话，多是心肺有问题了。所以站桩的时候沉肩坠肘，就是对心肺最好的锻炼。

肝胆有病，病在两腋。两腋走的是肝经和胆经。肝有病，其气在两腋。而胆主全身的生发之机，所以把两腋这个地方松开了，对我们的肝胆乃至全身都有好处。从按摩上讲，好的按摩师做按摩，也是先从按摩放松两腋开始。

脾有病的话，病在两髀，就是人体的胯骨轴处。这是人体最大的关节处。站桩时一定要放松这里，胯骨轴能够轮转松弛，就是运化得力的表现，对我们的脾十分有好处。

肾有病的话，其气会留于腘窝处。人的腘窝处有两个重要的穴位叫委中穴。委中穴也是人体最容易产生病灶之所。这个地方很容易产生"筋结"，就是经脉不通，会导致腰背疼，甚至是头疼（因为膀胱经走头）。所以，中医里有"腰背委中求"的说法。我们没事的时候就该多揉一揉委中穴，会起到很好的养生保健作用。

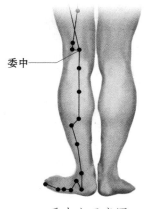

委中

委中穴很容易产生"筋结"，会导致腰背疼，甚至是头疼。我们没事的时候就该多揉一揉委中穴。

委中穴示意图

站桩几乎是所有功法的起势，也是练功的基础。了解了八虚的秘诀，我们才能够真正掌握锻炼要领，我们的站桩才会有模有样，才能起到养生保健的作用。

站桩的秘诀二 ——百会对会阴

对于站桩来说，第一个要点为百会对会阴，第二个要点就是肩井对涌泉。

首先，站姿的要点在于身体的直立，这个直立的身体其实有个隐含的中轴线，即我们的会阴穴与百会穴这条中轴线。养生家称百会为天门，会阴为地户。天主动，地主静，所以天门要常开，地户要常闭。

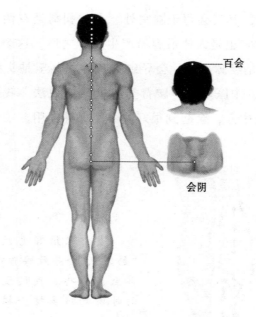

百会

会阴

会阴穴对百会穴

　　会阴穴在前阴后阴的中间，是任、督、冲三条经脉的一个起始点。督脉主人一身之阳气，任脉主人一身之阴血，冲脉主人一身之性。所以，会阴被练功者、养生家起了个专门的名称——阴跷库。

　　不练功夫的人，阳气常把会阴穴冲开，分成任、督、冲三股流注于经脉，不能返还归元，因此无法延年益寿。因为只要会阴穴一打开，人体的百脉都动。所以练功夫的人一定要让会阴穴有弹性且紧闭，使散乱之气得以归元，这样才能降低消耗，强身健体。

　　为什么刚开始练习气功或其他各门武术时一定要先从站桩、站马步开始呢？这是因为，只有先锻炼好会阴穴，才能让百脉引发全身的气机流动，并能返回会阴穴。

　　我在《从头到脚说健康》一书里说过，有一个非常传统而又保险的养生方法，叫作回春术。回春术就是作用于会阴穴，它也是一个不动声色就能锻炼的方法。无论你是站着，还是坐着，只要你有意识地做提肛这个动作，就是在提拉、紧闭会阴穴。久练回春术，我们就能

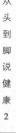

保持一个年轻态，不仅是心理上的年轻，更重要的是生理上的年轻。

任何体育锻炼都是越早开始越好，从年轻时开始锻炼，对身体最好。当然，即使我们现在已经上岁数了，也别说晚了，来不及了，锻炼这事儿任何时候开始都不晚。只要坚持每天提拉会阴穴一百次，你可以坚持一段时间试试看，一定能在自己身上发现跟以前不一样的感觉。

提拉会阴穴的时候，身体肯定是要挺直的，假如你窝在那儿，身体是提不起来的，所以，这个动作的要点就是站直或坐直，调整好身体，让百会对会阴，然后往上提拉。此时，我们自然会收腹。收腹实际上也是个非常重要的动作，它可通过我们六腑的运动来按摩人体的五脏。

从养生的角度来说，"人的天门要常开，地户要常闭"，地户指的就是会阴穴。往上提肛就等于是将会阴穴闭上了，而上边的百会穴由于督脉的冲击此时也打开了。所以说，回春术看似极其简单，但却是使任督二脉周行全身的强身大法。

站桩的秘诀三 ——肩井对涌泉

涌泉穴为足底肾经的一个穴位；而肩井穴在我们的肩膀上，位于大椎穴与肩峰端连线的中点处，属于胆经。涌泉穴表示肾气如泉水刚刚涌出地面，如果不加以约束，则散溢四方，有肩井这口井收拢着，气血就不会散乱了。

我们首先看看"肩"字是怎么写的？

"肩"字的上边是一个"户"字。《说文解字》讲，单扇为户，双扇为门。"户"就是指小户人家，从单扇

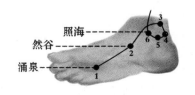

涌泉穴示意图

门家里出来的都是小家碧玉类的女孩子。

"肩"字的下面是肉月的"月"字，其实就是指肉。

"肩"的意思直白点说，就是"肉的门轴"。所以，我们没事的时候，要多耸耸肩，转转背，前后活动肩膀，这样就能很好地解决肩背疼的问题。

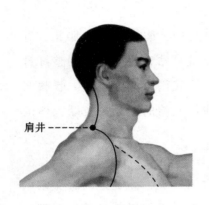

肩井穴示意图

我们不要小看了肩井穴，它被称为第一强身穴。肩井穴前面就是缺盆穴，这也是一个很要命的穴位，因为人体大多数经脉都途经缺盆穴。如果缺盆疼痛，就说明人体的五脏六腑都出大问题了。所以，我们没事的话，应该经常按摩缺盆。

当我们的手交叉往肩膀上搭的话，正好能放到肩井穴这儿，这就是老天让我们干这件事的。另外，也别就只给自己按摩，回到家，我们要多体谅下自己的爱人，没事儿给爱人揉揉肩，提拉提拉肩背。这既能增进夫妻情感，又能锻炼身体，何乐而不为呢？

我们人活在世上，要多整出点生活情趣来，夫妻间互相按摩按摩，多惬意的事情，甭没事就说"别用你的老手碰我"。那就不叫夫妻了，是冤家。

站桩的秘诀四 ——守五窍三关

站桩要守五窍三关。

五脏各有官窍。"窍"：穴也，空也（《说文·穴部》）。其音"巧"，又有机巧、灵巧之意。

为什么只有五脏有官窍，而六腑没有呢？因为脏属阴，腑属阳。故《礼记》疏云："地秉持于阴气，为孔于山川以出纳其气。"阳主动，不需有窍；可是阴要没有官窍，就僵死了。这又是造化的机巧与智慧。

道教丹道家又视五窍为元气之贼，因此强调对眼、耳、鼻、口、意的修炼。主张目不外视而视内，则魂在肝而不从眼漏（肝神为魂）；鼻不闻香而呼吸在内，则魄在肺而不从鼻漏（肺神为魄）；口不开而默内守，则意在脾而不从口漏（脾神为意）；心不妄想，则神在心而不从想漏（心神为神）。如此，则五藏神攒簇在腹部坤位，为不漏境界，这也是老子"君子为腹不为目"的真义。

守三关是哪三关？丹道家认为，"九窍之邪，在乎三要"。这三个要点是：人容易受到耳、目、口的伤害。耳听声则肾精动摇；目视色则心神驰越；口多言则肺气散乱。因此，要固守耳目口三关。所以练功的人一定要注意练功时不可妄语，而教功的人最忌讳一边讲一边练，这样最耗气。

第四节　传统体育健身的高明之处
——性命双修

左手"修命"，右手"修性"，两个拳头都要硬

身为中国人，应该都是来修行的。那么修行应该从何入手呢？

应从两个方面入手："修性"和"修命"，也就是我们常说的"性命双修"。

所谓"修性"是什么意思呢？就是从事传统体育锻炼，要修灵性智慧，从心性方面着手。

所谓"修命"是什么意思呢？就是进行体育锻炼，从身体、从生命气血的角度来入手。

那么，到底是该从心性的角度去修，还是该从身体的角度去修呢？应该说，这目前是一个有争论的哲学问题。

现在，西方把心性的问题归为心理学，把生命、身体的问题归为医学，他们完全是把这两个方面分开来谈。而我们中国人却不是这样。中国人认为：性、命不可分，必须皆修。这与中国古人的整体观念、天人合一的认识都有关。古人强调说，圣人之学为"存心以养

性，修身以立命"。

在传统体育健身中，是先修性，还是先修命，这个次序问题也一直存有争论。

北宋的张紫阳就主张"先命后性"，而金代的王重阳就主张"修性为先"。

我认为，对于任何人提出的观点，我们一定要先了解下这个人的人生状况、生活背景等，否则仅仅取其字意，就难免断章取义、脱离实际。

这两个大师级的人物为什么提出的观点会截然相反呢？我想这与他们在提出观点时的身体状况有关。张紫阳开始修炼传统健身术的时候，已经80岁了，可以想象，对于一个80岁的人来说，无疑，他生命的房屋已经千疮百孔了，到处都有问题。所以，在身体不好的情况下，肯定是要先从命宫入手，就是先从身体入手。而王重阳提出"修性为先"这个观点的时候正值壮年，体魄强健，所以必然更注重修习心性的问题。

所以说，先修哪个不能一概而论，要看自己的实际情况，还要看习练者的身体素质和慧根（接受能力和领悟能力）。

对于现代人而言，我主张从修命入手。原因在于两点：①现代人脑力活动多，心神耗散太严重；②现代人锻炼少之又少，营养过剩，也就是累心不累身。基于此，从锻炼身体入手比较好。我们把身体锻炼好了，五脏六腑的功能加强了，人的精气神都足了，精神上的很多疾患也就不治自愈。

修性也很重要。现代人的精神疾患日益严重，其实这也是因为我们身体太弱，无法承担思想之沉重、精神之困扰，所以还是要先修命。

那么为什么现代人得焦虑症、抑郁症的比例如此之高，而古人却很少得呢？

这是因为中国古代很讲究"佛道双修"或是"儒道双修"。其主旨就是：在我年轻力壮的时候，采取积极入世的态度，主张儒家思想，考取功名，建功立业，只要国家用我，我就好好去干活，为人民服务；而一旦社会不需要我了，不管是因何原因失意落魄了，那就退而修其身，不管是隐居山林，还是藏于闹市，都是开练琴棋书画了，用道家的思想体系来支撑自己。琴棋书画都是极好的修身养性的技艺，所以那时的人即使在事业上遇到挫折了，也很少发疯发狂、精神抑郁的。现在，甭说琴棋书画了，我们天天用电脑，字都快不会写了，能用来涵养性情的东西很少。这就是一个很大的问题，我们没有可以疏泄的精神渠道，各种苦闷与焦躁日积月累，久而久之得不到解决，就必然导致各种精神疾患。

另外，古代的教育从小就是学《三字经》《弟子规》《论语》什么的，这其中有很多理念是经得起时间考验的。比如，它强调人要懂得报四恩：天地造化恩、父母生育恩、君王水土恩、师长训导恩。懂得天地造化恩，就能激励自己"天生我才必有用"，努力学习和工作；懂得父母生育恩，就不会动不动就跳楼自杀，置父母恩情于不顾；懂得君王水土恩，就不会整天只盯着眼前那点利益，而看不到你的环境、技艺的获得也是靠领导的栽培；懂得师长训导恩，就不会再怨恨他们对你的严厉与要求，而是心存感激。我们现在的教育中，就很少有这些了。

从命宫入手，让我们的后天远离疾病

习练健身气功就是一种非常好的从命宫入手的方法。

从命宫入手有三大好处：

可以改善人的呼吸系统

婴儿在母腹里是胎息，也就是腹式呼吸；出生时，人的肺叶开始张开，转入后天的肺部呼吸，这就是胸式呼吸。除了人以外，所有的动物均采取腹式呼吸。

腹式呼吸的优点是可以充分发挥肺细胞的功能，增大肺活量。由于人类改变了呼吸方式，致使大部分肺细胞长期闲置不用，从而失去了活性，使肺活量变小。

肺是人体中最娇嫩的一个脏器，所以我们会看到，流行病大多先侵袭肺。健身气功非常强调练呼吸，它的核心要点之一就是"以形领气"，通过把动作做到位来指引人体的呼吸，所以我们练功时不必刻意地去想该呼还是该吸了，这样既能避免岔气的问题，又能有效地通过锻炼身体，达到锻炼气血、调整身心、改善呼吸系统功能的目的。

可以有效调整人体的姿势

人的很多病症其实都跟我们的直立行走有关。直立行走一方面解放了我们的双手，开阔了我们的视野；另一方面也导致脊柱承受了太大的压力，产生一系列的病痛隐患，如脑供血不足、颈椎病、痔疮等。

健身气功的很多动作都是在修正我们的站姿，强健我们的脊柱。所以，长期习练健身气功，就会站如松，坐如钟，身正则气正，患病的概率会大大降低。

对"车祸后遗症"患者有调形的作用

现代社会还有一个新问题，随着汽车的广泛应用，得"车祸后遗症"的病人越来越多。

所谓"车祸后遗症"是指在车辆发生碰撞的瞬间，人的五脏六腑、骨骼等都受到挤压变形，虽然没有出血，但并不比出血造成的危害小，会导致常年的浑身扭着劲儿地不舒服，甚至胸闷心慌。在这方面，目前尚没有权威的医生可以作出很好的诊断，也无法解决由于惯性而无法固定身形的问题。

习练健身气功不失为一个调理"车祸后遗症"的良策，因为健身气功有"调形"的功效，长期坚持锻炼，对身形的调整大有好处。

第五节　全民健身运动背景下的健身气功

2009 年 8 月 8 日，中国人迎来新中国成立 60 年来第一个全民健身日。可以说我们现在的中国人都很幸福，我们的国家一天比一天强大，没有战火与硝烟，我们的人民衣食基本无忧，越来越多的人有钱有闲关注自己的健康。

全民健身运动已经开展了多年，是从国家层面开展的一项利国利民的活动，我们很多人都能从中受惠。现在，遍布全国各个小区中的健身器材，就是全民健身运动的一道风景。

国家体育总局健身气功管理中心组织了大量专家，对中国传统气功进行了重新的整理与修订，重新编排了四套健身气功。目前，这四套功法已成为全民健身运动的一个很重要的组成部分，在全国各地展开。这四套功法的名字我们可以通过"一五六八"这四个数字来记忆，即易筋经、五禽戏、六字诀和八段锦。

本节就简单介绍一下这四套功法。

易筋经

达摩祖师创立易筋经

无论是哪套功法，它都有一个很深的文化背景。

易筋经为何人所创，历来众说纷纭。但从文献记载看，大多认为是达摩所传。

达摩原为南天竺国（印度）人，公元 526 年来到中国并抵达嵩山少林寺，为我国禅宗初祖，也称达摩祖师。

禅宗的修持以静坐为主，而达摩更是面壁达九年之久，这种久坐必然导致气血瘀滞、关节不利。于是达摩参考武术、导引术等，创立了易筋经，以活动经脉。

我们从功法的名称中就会发现，这四套功法中只有易筋经被称之为"经"。这说明了它在传统体育健身中的核心地位。

流传至今最早的易筋经十二势版本，载于清代的《内功图说》。我们现在的健身气功·易筋经正是继承了传统易筋经的精要，融科学性与普及性于一体，格调古朴，蕴涵新意。

伸筋拔骨的易筋经

健身气功·易筋经的动作注重伸筋拔骨，舒展连绵，刚柔相济；呼吸自然，动息相融，以形导气，意随形走，即它并不过分强调如何用"气"的问题，而是只要我们把姿势做对了，人体的"气"就自然顺畅了。

它通过"拔骨"的运动达到"伸筋"的目的，牵拉人体各部位的经脉、筋膜，以及大小关节处的肌腱、韧带等结缔组织，达到强身健体的目的。

脊柱是人体的支柱，又称为"脊梁"，起着支持体重、运动、保护脊髓及其神经根的作用。易筋经功法的主要运动形式是以腰为轴的脊柱旋转屈伸运动，如"九鬼拔马刀势"中的脊柱左右旋转屈伸动作，"掉尾势"中脊柱前屈并在反伸的状态下做侧屈、侧伸动作。所以，易筋经主要是通过脊柱的旋转屈伸带动四肢、内脏的运动，在松静自然、形神合一中完成动作，达到健身、防病、延年、益智的目的。

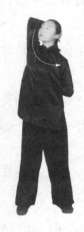
"九鬼拔马刀势"

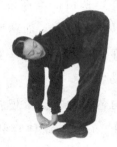
"掉尾势"

"九鬼拔马刀势"和"掉尾势"都是锻炼脊柱、调理内脏的健身方法。

五禽戏

华佗创立五禽戏

中国古代有一个大医家，叫作华佗。华佗曾经收过两个徒弟，他把五禽戏传给了他的大徒弟——吴普。华佗说，人只要感觉到身体稍微有一点不舒服，赶紧练一下五禽戏就行了。可见其对这套功法的推崇。

其实我们不要怕四套功法学不全，甚至是一套功法都学不全，我们只要明晓了其中的道理，那么练好一套功法，甚至仅仅是其中的一个动作，就都可解决我们自身的问题。比如，假设是我们的三焦不通了，那练一下五禽戏中的“虎举”就可以了，不必把所有招式都练全，“一禽之戏”照样管用。

华佗在传授这个功法的时候还说，人体需要每天都活动，但活动不能过度。这是为什么呢？因为“阳加于阴谓之汗”“汗又为心液”，过分出汗对肺和心，乃至全身阴阳的损伤都极大。所以我们运动出汗要有一个原则，叫作“沾濡汗出”，意思就是练到全身微微出汗就可以了。

在我们的生活当中，还常常看见有一些人坐着吃饭也会哗哗地出汗，而且只是颈部以上出汗。这就是中医讲的典型的阳虚。中医认为，头为诸阳之会，阳气最足。阳气足，固摄的力量就最足，出汗也不会太多，而且阳气足就能够帮助抵御寒邪，所以头也最不怕冷。头部哗哗地出汗，就说明阳气的固摄力量不足了，也就是阳虚了。

还有一种人，只是上半身出汗，但腿部却没汗，这是人体上下气机不交通的表现，是肾虚所致。真正身体好的人，不管采取哪种锻炼方法，即使就是简单的散步，腿部也一定微微出汗。为什么有些人在老了以后腿就开始不出汗了呢？就是因为上下不交通了。年轻人的脚成天到晚都臭烘烘的，俗称汗脚，其实这是身体好的一个标志。

所以，五禽戏里就提出一个原则：全身“沾濡汗出”，只要一出汗，马上停止活动。中医认为，肺主皮毛，皮毛已经宣开了，达到微微的蒸腾的状态了，就要见好就收。华佗还有一个防病治病的方法，就是当毛孔宣开，寒邪等各种自然界的邪气很容易进去的时候，他就往身上铺一层药粉，可达到防病治病的效果。

吴普按照老师华佗的方法锻炼，经常打五禽戏，据记载活到了九十多岁，而且耳聪目明、齿牙完坚。很多人说，活到九十多岁也不稀奇啊，我家邻居老奶奶也九十多岁了。我们一定要看活到九十多岁时的健康程度，也就是生活质量。一个人是活到九十多岁了，可从七十岁时就在床上哼哼唧唧地躺着起不来了，生活无法自理，这不叫很好的生活质量。真正好的生活质量是耳聪目明、齿牙完坚。所谓"花不花四十八"，就是说一般人体到四十八岁时肝血不足，会出现"老花眼"，而眼睛明亮就说明人体的肝功能好。牙指的是后槽牙，齿指的是门齿，人到了九十岁牙齿还都是全的，没有掉，这说明肾好。因为牙齿是肾气的外现，是肾的花朵。

形神兼备、意气相随的五禽戏

健身气功·五禽戏的动作编排主要参照《三国志·华佗传》的记载，顺序为虎、鹿、熊、猿、鸟。动作简便易学。每一个动作都有特定的功效。

五禽戏分别仿效虎之威猛（在人体对应的是肝，肝性条达，升中有降，如猛虎下山之高昂头颅）；鹿之安舒（在人体对应肾，以鹿回头之优雅来比喻心肾相交）；熊之沉稳（在人体对应中央脾胃）；猿之灵巧（在人体对应心，上蹿下跳，无片刻安歇）；鸟之轻捷（在人体对应肺，鸟之两翼如同人之两肺，开合有致）。如此一来，五禽戏不仅蕴涵五禽的神韵，而且可以形神兼备、意气相随、内外合一。

五禽戏的动作体现了身体躯干的全方位运动，包括前俯、后仰、侧屈、拧转、折叠、提落、开合、缩放等各种不同的姿势，对颈椎、胸椎、腰椎等部位进行了有效的锻炼。

六字诀

陶弘景创立六字诀

六字诀的创始人也是一名医生——南北朝时期梁代的陶弘景，他是著名的医药学家和气功养生家，著有《导引养生图》和《养性延命录》。他的养生方法对后世影响深远。

六字诀，即用六种不同的发声方法来调理五脏六腑。陶弘景说："吹、呼、嘘、呵、嘻、呬等六字吐气法，常以鼻引气，口吐气。纳气有一，吐气有六……用心为之，无所不养，愈病长生要术。"可以说，这套功法的创立非常了不起。

比如，"嘘字诀"对应的就是肝胆。假如老板批评了你，你回到自己的座位上，第一件做的事就是发"嘘~呼"这个模糊的音。这个声音实际上反映了你矛盾的心情，从医学的角度讲，肝过度的宣发之音是呼喊，"嘘字诀"则是缓慢的生发之音。被老板批评，肯定会让肝木克脾土，发脾的"呼字诀"可以宣发一下胸中的郁滞，而老板说的又未必没有道理，所以这个音中也有"嘘"这个声音，你就准备修正错误继续工作吧。

还有，当小孩子不小心磕破手脚时，我们也常会对着伤口不由自主地发"嘘"音。原因何在？这是人体的一种先天的自保功能：发"嘘"这个音就可启动肝藏血的功能，起到止血的效果。课堂上，你想听讲，可有的人不自觉老说话，我们做的动作一定是把食指放在口边，发"嘘"的音，道理一样，肝藏血，发这个音就是暗示要收藏，别说话了，请安静。

六字诀里的心音是"呵"，因为心为火，主炎上，所以用"呵字诀"来降心火。引申一下，我们受到惊吓的时候，第一个下意识的反应一定是发"啊"的音，"啊"为心的宣发之音，因为我们的心受到了震动。

再比如肾对应的是"吹字诀"。当我们要从腰部用力举重物时发的声音一定是"嗨"音，这是在发力，从养生的角度讲，发"吹字诀"就是吸气入肾。

"嘻字诀"对应心包经和三焦经，这两条经脉的状况决定了我们能否快乐。发"嘻字诀"就是一副嬉笑的样子，人不可能老是皮笑肉不笑，或脸笑心不笑的样子，所以练"嘻字诀"可以使人快乐起来。

曾经有个很优秀的女孩来找我咨询她身体的问题，我发现她脸上从来没有笑意，便很替她惋惜，我告诉她，她所有的问题都源于她那张不会笑的脸，无论她多能干，别人都不愿领她的情，所以她总是郁闷，久而久之，她会越来越孤傲寂寞，人不要败在性格上啊！

这就是六字诀的妙处，仅通过发声就能发挥我们五脏的功能。

内调脏腑、外练筋骨的六字诀

健身气功·六字诀主要运用逆腹式呼吸方法，配合圆缓的以肚脐为中心的升降开合动作，动作的开合与内气的呼吸开合相应，可调动人体内气的平衡。

六字诀动作舒展大方、缓慢柔和、圆转如意，如行云流水，婉转连绵，似人在气中，气在人中。动中有静，静中有动，可内调脏腑，外练筋骨，达到保健养生的目的。

八段锦

八段锦的创立是一个谜

八段锦的产生非常早，但究竟为何人、何时所创，已经成为千古之谜。

顾名思义，八段锦的主要动作为八个。"锦"就是像锦绣一样华丽、精美的意思。

比如，八段锦里面有一个动作叫作"左右开弓似射雕"，动作优美，好像《射雕英雄传》里郭靖老摆的那个造型。这个动作不仅仅是好看，关键是能起到宣肺气的作用。

这个动作的核心要点在手指上，食指上走的是大肠经。大肠与肺相表里。所以这个动作是太阴肺经在给大肠经使劲，既可疏解肝郁，同时又能锻炼肺与大肠的功能。

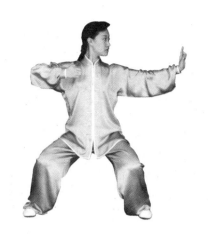

"左右开弓似射雕"
可疏解肝郁，锻炼肺与
大肠的功能。

平衡阴阳、疏通经络的八段锦

八段锦的动作柔和缓慢，圆活连贯，松紧结合，动静相兼。

八段锦有助于人体平衡阴阳、疏通经络、分解黏滞、滑利关节、活血化瘀、强筋壮骨、增强体质。

第一章　认知传统健身术
领悟运动养生之道

第一节　百姓日用而不知的导引术

健身气功在古代被称为"导引术"。说起渊源来十分久远，现代人大多已经不知其名其意了，但实际上导引术就在我们身边，因为它来自生活，历经千年仍然鲜活地存在着。

导引术的源起

宣导气血的舞蹈

很难想象，看上去如此沉稳安静的导引术最初的发源竟是欢快的舞蹈。

远古之时，人们模仿动物飞行和跳跃的姿态，编排出了很多姿势美妙、欢畅淋漓的舞蹈，每逢狩猎前后、劳动收获之余必要尽情歌舞一番，在唱唱跳跳之间，鼓舞士气、分享欢乐。逐渐地，人们慢慢发现，这些舞蹈不仅可以使人快乐、振奋精神，还可以解除疲劳、强身健体，甚至连身上的很多病痛，经过这番歌舞之后，症状也会有所减轻乃至消失。

《吕氏春秋·古乐》记载：尧舜时期，洪水泛滥成灾，阴雨连绵，

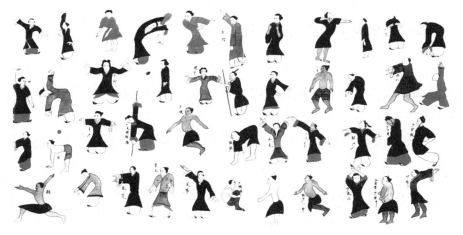

马王堆出土的导引图

空气湿冷，沼泽遍地。这种气候令人心情阴郁，而且，由于长期生活在潮湿阴冷的环境中，人们体内气血瘀滞、筋骨萎缩、腿脚发肿、行动困难。为了缓解人们的病痛，尧帝便编排了一种舞蹈，教人们通过舞蹈来活动全身的关节，疏通经脉。

尧帝所创造的舞蹈宣导了人体的气血，祛除了水湿之气，从而根治了很多的病痛。其实这种方法就好比大禹治水采取疏导江河的方法一样，有效控制住了洪水的泛滥。古人对待人体，就如同对待天地江河一般，可谓顺应生命的自然规律，非常智慧。

可以说这种"舞"就是导引术的前身。后来，历代养生家经过长期的钻研，逐渐赋予了导引术更多的医学内容，使其更加完善、更加有效。

现代导引术（健身气功）已经和舞蹈截然不同了，我们很难再把公园里常见的太极拳、八段锦和舞台上那些至情至性的舞蹈联系在一起。如果说现代舞蹈像是少女对天性的一种尽情表达，那么传统健身则更像一位安详的老人在参禅悟道，冷静、柔和、写意……

导引术曾是中原地区的主要祛病方法

《黄帝内经》中的《异法方宜论》也有关于导引术祛病的记载，它讲述了东西南北中不同地域因生活环境的迥异，而出现的不同的锻炼方法或治病方法。

《异法方宜论》谈到，东方是"鱼盐之地"，食物的营养价值偏高，人们血气很盛，容易患"痈疡"（类似于我们今天说的脓疱），要治痈疡，只要用砭石把痈疮划开，把脓挤出来就可以了；而西部地区以牛羊为主食，油脂很多，病生于体内，就需要用药来祛除病痛；北方天气寒冷，同时人们吃的牛乳、羊乳也都偏寒，在内外寒凉的环境下，人们主要采用灸法（用燃烧的艾条、艾绒熏烧人身上的关节和穴位）来驱除寒邪，通经活络；南方气候炎热，水土的生机不强，人们的病多生在体表，所以主要用针具来祛病，即用九针之法来治疗表层经络的病症就可以了。

砭石、药、灸法、针法都是在特定生活环境里出现的祛病方法。那么导引术呢？其实道理也是一样的，它主要来自于"杂食而不劳"的中原地区。

《异法方宜论》说，中原地区的地势低，生活环境潮湿，于是就容易生长出很多东西，物产非常丰富。可是也正因为这里的物产太丰富了，人们就不必通过太多的劳动来获得食物，劳动量很少，就很容易得"痿证"——肌肉萎软无力。那么针对这种疾病，人们采用的不是吃药、扎针，而是"导引按跷"，即通过导引的方法来医治疾病。

导引术在时时刻刻地帮助我们保健康

自古以来，我们生活中就有很多本能的下意识动作，这些动作可以让我们的身体更舒服，对身体很有益处。而这些动作，后来都成为导引术的核心动作。其实中国传统体育健身方法大多都来自人的本能，我们每天都在用，只是我们不知其中的奥妙罢了。

人有很多无意识的动作，这些动作都是一种"自救"。

比如我们经常会打哈欠、伸懒腰。《黄帝内经》把伸懒腰归结为胃经的问题，认为这是胃气不足引起的。而伸懒腰这个动作从医理上来说，两臂上举，掌根外撑时，人体的五脏六腑即三焦气机就得到了舒张，胃气得到了舒缓，这是非常神奇的。

又如，当我们紧张的时候，常会不由自主地搓手，搓手的部位恰恰正是心包经所在之处，而按摩心包经可以缓解紧张、不安的情绪，起到定惊的作用。我们感觉寒冷之时，会蜷缩以御寒；感觉热时，会伸展以散热。其实就连我们平时生活中的很多发音，也是有医理的。比如当我们发力时，一定是发"嗨"的音，这是在泄肾气，发肾气之音；当我们受到惊吓之时，所发的声音一定是"啊"的音，因为"啊"是心音，当心受到刺激的时候，我们就会不由自主地发"啊"音。我们想讴歌自己深爱的祖国时，不会说"祖国嘘""祖国嗨"什么的，而是会说"祖国啊，母亲!"因为这是发自于内心的热爱，而"嘘"这个音是疏泄肝郁的声音。

可以说，我们平时无意识做出来的动作和发出来的声音，都是身体状况的一个信号。我们平常多注意这些信号，就能对自己的身体状况有一个大致的了解。

正是因为我们生活中有了这么多对身体有益的动作，所以经过养生家们一代代的总结，这些动作逐渐都成为中国传统健身术的核心动作。

还拿伸懒腰这个动作来说，八段锦里的"两手托天理三焦"、易筋经中的"韦驮献杵第三势"、六字诀里的"嘻字诀"、五禽戏里的"虎举"中都有所体现。这些动作做起来都很简单，只要舒展双臂，外撑掌根，就可以达到舒展三焦气机的功效（本书的后半部分会对这些动作进行详细讲解）。

又如，我们平常无意中发出的"嘘""呵""呼"等声音，在传统健身术六字诀中被编成了系统的养生术，"嘘字诀""呵字诀""呼字诀""呬字诀""吹字诀"和"嘻字诀"，分别对应肝、心、脾、肺、肾、三焦这几个脏腑系统，通过发声吐气，再配上简单的导引动作，就可以达到内壮脏腑、外健筋骨的养生效果。

所以，中国传统健身术其实离我们很近，它就是我们生活的一部分，就存在于我们生活的点点滴滴当中。练习传统健身术，可以让我们顺应生命的本能，顺应天地之气，进行一次次回归自然生命状态的神奇之旅。

传统健身术的动作简单易行，并不复杂难学。通过做这些简单的动作，便能达到疏通经脉、调和气息、调和身心、强健体魄、延年益寿的作用，何乐而不为呢？

第二节　传统健身的养生之妙
——用生活来养生

筋长一寸，寿延十年

导引，即"以形导气"，通过肢体的各种动作来引导气的运行。导引可以"导气令和"，让人体内的气机平稳下来；也可"引体令柔"，通过抻拉人体的筋骨，从而锻炼身体的柔韧性。

我们不要小看了身体的柔韧度，柔韧度是衡量身体好坏的一个标志。老子就把"骨弱筋柔而握固"视为身体最健康的一种状态。如果您现在身体柔软、筋骨灵活、抻拉自如，而且握力很大的话，那说明您的身体很健康。

民间有一句有趣的俗语，叫"筋长一寸，寿延十年"。这话是很有道理的。长期的医学观察表明，身体的柔韧性越好，人就越长寿。

那么，人的柔韧性可以锻炼出来吗？当然可以，传统体育健身术大都能对身体起到拉抻的效果，也就是在锻炼人体的柔韧性。

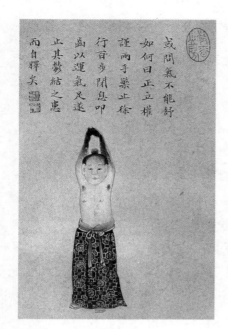

导引图

图中文字：

或问：气不能舒如何？曰：正立权谨，两手擎止，徐行百步，闭息叩齿，以运气足，遂止其郁结之患而自释矣。（意为：有人问：如果人体气机不得舒展怎么办啊？回答：正立站定，两手翻掌上撑，抻拉一下手臂上的三阴经和后背的阳经，再慢慢行走百步，然后屏息叩齿，以使气足，这样就可以疏通郁结的疾病而使全身舒泰）

值得注意的是，古人的导引图往往把手势画得很模糊，只有用心练功的人才能得到其中的真意。

传统健身术的三大作用

传统健身术可延缓衰老

首先，我们要了解人衰老的原因。

《黄帝内经》中谈到了女七男八的问题，这个问题我在《从头到脚说健康》一书中已经多次说过，这里不再赘述。元气的自然规律是：女子在四七二十八岁时生命达到一个顶点；五七三十五岁的时候，阳明脉衰，身体开始走下坡路。而男子身体走下坡的开始点在五八四十岁左右。人的生命有高峰有低潮，知道了这点，我们就要注意自己身体的变化，在某个阶段做某个阶段应该做的事。

元气消耗多少，必有症状。比如，女人35岁开始头发斑白，肤色暗淡。一般来讲，人元气的衰落按六经走，但如果吸毒、吃激素，也可能一下到底。

元气积累多少，必有表现。比如《素问·上古天真论》中的得道之人可以超越女七男八，所以有真人（呼吸精气）、至人（积精全神）、圣人（外不劳形于事，内无思想之患）和贤人之说。总之，元气难积而易散，关节易闭而难开。所以养生的功夫就在于积精累气，气功的目的就在于开关节、拉经脉。

人衰老是由于元气损耗导致。中医认为：肾为先天之本。而元气藏于肾。所以，元气的损耗主要是指肾气衰败。人的元气是个定数，无论你是贫穷还是富有，元气并不因为你财富多而多赋予你一分，因你贫穷而少给你一分。生病和衰老都源于对生命的过分消耗，如果人能知道哪些事可做，哪些事不可做，懂得持戒和固守元气，就能延缓衰老。

其实，即便元气是一个定数，我们的人生仍然有"加减法"，即我们有些活动是在增加能量，有些活动是在耗损能量。我们要学会增加能量的方法。比如，快乐就是在做加法；可如果我们总生气，经脉被憋或被堵，就会损耗胃气，直接影响造血功能，这就是在做减法。我们的饮食也好，锻炼也好，都是一个给生命做加减法的问题。多做运动，锻炼身体，能量就能增加；整天好吃懒做，动也不动，就是在减少能量。

扫码观看视频第十九讲：

元气损耗易衰老

另一个导致人衰老的原因是识神过亢。就是七情六欲过盛，干扰了我们的元神。胃肠溃疡、心肌梗死、脑出血、高血压、失眠、头痛、红斑狼疮、皮肤病等很多因精神因素而导致的疾病会由此产生。

中医认为：喜极损肺、怒极损肝、哀极损肠、惧极损胆、饱极损胃、饿极损脾、情极损肾、动极损阴、静极损阳。所以，七情过盛会导致人衰老。

有人说，我老做家务，出了不少汗，也挺累的，这不就等于是体育锻炼了吗？我要强调一点，做家务绝对不是体育锻炼。为什么？因为人在做家务的时候心中有怨气，这就不是体育锻炼。您辛辛苦苦地刚把地擦干净了，儿子进来就是一个大脚印，您的心情立马就抑郁了，因为觉得辛苦得不到起码的认可和保护。心中有怨，就是肌肉得到了再多的运动，也是没有锻炼效果的。

了解了人衰老的原因，我们就会发现，健身气功中有很多动作（如"两手攀足固肾腰""调理脾胃须单举"）都是在锻炼我们的肾经、胃经等，也就是在给生命的能量做加法。而健身气功在修身的同时又在修心，使人平心静气，控制情感的能力得以提高。所以说，修习健身气功是一种非常好的延缓衰老的方法。

扫码观看视频第二十讲：
七情亢盛伤元神

传统健身术可开发智力

传统健身术可以开发智力。这听起来有点玄乎，其实，道理很简单。

头虽然为"诸阳之会"，要多动脑；但大脑在道教医学里又被称为"泥丸夫人"，就是大脑要像夫人那样端正娴静才好。练功注重静，心静，我们的思维得以安静，这能增加气血的运行，使能量集中，记忆力得到提升。

其次，中医认为"脑为精明之府"，不仅要精髓足，而且要昌明缜密。人聪明与否跟什么有关？和想象力、记忆力、意志力、定力都有关。人心血足，就有了思维的动力和能量；而肝主生发，与人的想象力有直接关系；脾主运化，与人思维的关联性和广度有关；肾主收纳收藏，与人的定力有关。

健身气功重点锻炼的就是人的经脉和五脏六腑，所以会直接提升心、肝、肾、脾等的功能，间接达到开发智力的作用。

传统健身术可预防和治疗疾病

所谓预防和治疗疾病到底是指什么呢？其实是指两个方面：一为扶正，二为祛邪。

习练传统健身术可以扶正，就是扶助正气的问题。只要我们坚持体育运动，首先可以起到的一个作用就是表不虚。所谓表不虚，就是皮肤不怕风和寒，这样一来，我们的经络就不容易受到外来的侵害，我们患感冒的概率就会大大降低。其次，外来的邪气也不会伤到我们的脏腑，很多疾病都得以避免。

过去有个大家日用而不知的养生方法——搓澡。拿北京来说，20年前谁家有热水器啊，都是去澡堂子里洗澡。澡堂子里洗澡的人很多，于是乎都互相搓澡。这其实是一种对肌肤体表很有好处的锻炼法。肌肤腠理通过刺激得以强壮，抵御寒邪的能力大大增强。我们现在基本都是在家里自己洗澡了，我建议您买个天然纤维的毛刷子或搓澡巾，多刺激您的皮肤，这比拍拍打打的锻炼法对肌肤更有益。用西医的话来说，会使我们的微循环系统好起来。

其次，习练传统健身术可以增强我们呼吸系统的功能。练功当中就会自觉不自觉地老练呼吸吐纳。尤其是六字诀，六字诀专门靠发声、呼吸吐纳来锻炼五脏六腑。古语云："纳气有一，吐气有六，用心为之，无所不养，愈病长生要术。"但同为心音，一定要懂

"啊"是散法，"呵"为下法。由此可见古人对吐纳呼吸作用的高度认可。

　　锻炼可防病治病，但有个要点，就是贵在坚持。"久行之，百病不作"。所谓"久行之"就是说要天天坚持，不能三天打鱼，两天晒网。我们不要拿"工作太忙了，没有时间"当作借口，透支现在就是在透支未来，早晚你要后悔的。给自己规定一个每天锻炼的计划，完成它才可以睡觉。其实你坚持一段时间就会发现，每次习练完健身气功这类传统健身术后，会感到全身通泰、神清气爽，睡眠质量都能大幅度地提高。

生活处处可健身

行走坐卧皆导引

　　现在一提起锻炼，很多人就立刻会想到健身房，觉得既花时间又花钱。其实，我们不必把运动当成一种负担，健身并不一定要抽出专门的时间来进行，它可以在我们的生活当中时时刻刻地进行。比如，在等公交车时，在超市买东西排队结款时，坐在办公桌前……我们都可以做一些简单的导引动作，达到养生锻炼的目的。

　　东晋道教学者、著名炼丹家、医药学家葛洪曾说："行走坐卧皆导引。"一语道破了养生的真谛。武术家的行话是"拳打卧牛之地"，就是一头卧牛那么大的地方就可以练出花样来。生活处处可健身，我们一定要深刻地认识到这点，才会挤出更多的时间来锻炼，而不再拿时间与金钱当借口。

　　比如，就拿"五趾上昂"这个小

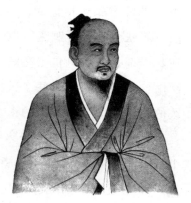

葛洪像

动作来说，我们随时都可以做。"五趾上昂"就是使劲地上抬我们的五个脚趾，让它们都往上翘。注意，脚掌不动，只是立五个脚趾。我们在办公桌前、在看电脑时、看电视时、开会时，都可以做这个动作，既不耽误时间，又能锻炼身体。因为大脚趾走脾经肝经，二脚趾、三脚趾走肝经胃经，四脚趾走胆经，小脚趾走膀胱经，脚趾既是阴经的起点，又是阳经的终点，所以这个动作可聪耳宁神、舒筋活络，对强健腰脊也有好处。

健身生活化

"健身生活化"是本书的一个核心理念。我举几个例子来说明。

中国的传统文化中有很多东西是非常有趣的。比如，人和人见面时的礼仪是什么？

现代人都是握手，见面先握手，再寒暄谈事。要我说，握手这种礼仪就不好，容易传染疾病，所以总说要勤洗手，因为我们的手到处乱摸，容易沾染病毒。

那么，古代人见面时的礼仪是什么？——作揖，又称为"抱拳"。我们不要小瞧了"抱拳"这个动作，它背后有很多道理。

抱拳为左手攥拳，右手四指平伸，大拇指微屈，搭于左拳之上。

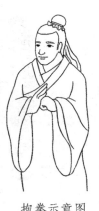

抱拳这个动作不仅仅是一种礼仪，还有养生保健的作用。

抱拳示意图

四指平伸的意思为"四海之内皆兄弟"。

我们常会一攥拳，竖起大拇指，来指代"我"这个概念。从医理上讲，大拇指走肺经，"肺主一身之气"，竖起大拇指就隐含了自己有气势、了不起的意思。大拇指微屈就表达了"我不做老大"这层含义。

这个动作就表达出我们中国人的一种谦恭的态度：首先，我拿你当兄弟；其次，我不跟你称老大；最后，我不出拳，拳头放在里面。这就叫"先礼后兵"，我首先要做的是礼貌第一，不出拳；我的拳头虽然藏在里面，但也时刻准备着，你别算计我、欺负我，你要敢欺负我，我再出拳，再跟你不客气。

抱拳这个动作不仅仅是一种礼仪，从中医的角度来说，也具有很好的养生保健作用。

抱拳这个动作是双手抱于胸前，也就是收于膻中穴处，一个小小的动作就能起到收心的作用。我们知道出家人的见面动作是双掌合十。双掌合十就是两个掌心的劳宫穴相对，放于胸前，掌根对着两乳正中线的膻中穴。膻中穴为心包经上的大穴。双掌合十也好，抱拳也好，都旨在收住心，同时又对对方表示恭敬。它们统统属于小导引的动作。现在常说恢复中华传统文化中的精华，我觉得抱拳这个礼仪就是精华，既礼貌，又得体，都是自己人，我不打你，你也别欺负我，这动作还能健身养生，多好啊！

还有鞠躬这个动作。鞠躬是什么意思呢？就是把阳气降下来的意思。人的头为诸阳之会，弯腰低头，阳气自然降了下来。弯腰低头这个动作的形状像什么呢？像婴儿在母腹里面的样子。这个动作表达的含义是：我对你的态度像一个"婴儿"，即我对你不设防，我对你非常恭敬。人的阳气不能总在上面，要经常降一降。我们天天见面都鞠个躬的话，也是一种很好的体育锻炼。同时，弯腰也能活动人体背部的很多经脉。日本人至今还有见面鞠躬的传统，我们老笑话人家，觉得人家挺傻的，但事实是，日本人得颈椎疾病和腰背部疾病的人比咱们少得多。

举了几个例子，无非在说明健身生活化这个理念。我会在本书的后面讲述大量日常生活中可随时随地进行养生保健的小动作，这些动作大多很简单，但持之以恒地坚持做，定会收到奇效。

我也真诚地希望读者朋友们在了解了"健身生活化"这个理念后，不再把体育锻炼当作既花钱又花时间的麻烦事，而是能时时刻刻地将其融入我们多姿多彩的生活中来。

把健身看作修理房屋

近年来，人们越来越注重养生健身了。可是，很多人虽然经常锻炼，但身体状况并没有得到改善，离真正的健康依然很远。归根到底，这是因为人们的健身并不得法，对很多健身养生的医学道理也并不了解。

面对人体这个小宇宙，我们要以顺应自然的态度来对待它。假设我们的身体就是一间需要修整完善的房屋，那么，在整修这间房屋之前，我们都要做什么呢？

首先，需要了解房屋的结构，即要先了解人体的脏腑结构、奇经八脉的分布，以及经脉和气血循行的方向等。然后我们才能更好地理解导引健身的道理，明白为什么伸懒腰这个动作就能舒畅胃经，发"嘘"这个音就能锻炼肝气，也才能更好地健身。

其次，了解了房屋的结构之后，就要开始查明房屋的问题所在，从而有针对性地进行体育锻炼，运用传统健身方法和医学原理，来疏导气血、调养身心。从而最终达到修葺房屋，使之焕然一新的目的。

再次，刚刚开始练功时常会有些不舒服的感觉，比如练"两手托天理三焦"掌根上撑时，有的人会背部出现抽搐、抽筋等情况，其实这正是身体病灶所在的地方，这就像打扫房屋必先扬起尘埃一样，但如果能坚持每天打扫，就渐渐地窗明几亮了。所以坚持练下去，这种不舒服的感觉就会消失。这也能说明吃中药治病过程中的一些反应，有些病灶好像加重了，其实是病灶被赶出的反应，再继续坚持服药，身体就会明显见好。所以做任何事都不要草率地下结论，而要明理。这种不断探索事实真相的精神，在佛学中称之为"究竟"，对我们而言，就是所谓的科学精神。

扫码观看视频第二讲：
生活处处可健身

第三节　传统健身术是让生命之花
经久不败的源泉

潜伏在传统健身术中的文化内涵

胡锦涛在非洲参观中国文化中心时指出：学习中国武术，一可以健身，二可以从中学到中国的传统文化。这实际也是健身气功的两大意义所在。中国的传统健身术都与传统文化有着很深的内在联系，具有深厚的理论背景。可以说，什么样的文化就产生了什么样的锻炼方式。

健身气功为什么会在国内外都有广阔的市场？因为它能很好地反映中国文化"知行合一"的特点，它既有理论知识系统，又有体悟，还有可操作系统。它的理论知识系统重点是"内学"，比如说佛教叫内明之学，佛教要通五明；道家叫内丹；儒家叫作内业；医家讲内景，就是经络、气血、意念这些东西，统统是内景，所以中医的经典叫作《内经》，其实当时是有《外经》的，但正因为中国文化更重视向内求，所以，最后还是抛弃了《外经》。

西方人眼中，人是机器；而在中国人眼里，人是内景，就像风景，是一种共时性的描述，没风没山没水都不是风景，所以这就是中西医的最大区别。就像检测西瓜一样，西方人要知道西瓜熟没熟、好没好，他一定要切开，开一刀，眼见为实；中国人不是这样，中国人是拍一拍，捏一捏，听一听，就像中医的望闻问切，你切开它就把它破坏了，这就是中国文化的特色。你取得大的成就，你要有大的功德，功夫实际上都源于内，任何功夫都源于内，甚至包括我们的健身气功，所有的功力都应该是从内而发的，所以气功、武术可以称之为"内功"，叫作"内练一口气，外练筋骨皮"。

生命之学是每一个中国知识分子的必修课，中国人讲究气质风范，而气质风范恰恰是内在的浩然之气的体现。只要你练出浩然之气，就可以超越别人。

气和风在古代是相通的，因为气是看不见摸不着的，风是能感觉到的，所以最初人们在给"气"打比方的时候都是用"风"这个字。西方人形容人用的是 handsome、beautiful 这些词，只是漂亮、美丽，但内里都缺少一个"气"字。中国人不看美丑，就看你这人"气"足不足，看你是否气壮山河，气壮山河的话，什么灾难来了你都不害怕。所以说，中国传统健身术是身、心、灵的高度统一体。

传统健身术的道法自然

道家重自然。

何为人体的"自然"呢？要讲清楚这问题，首先要先知道人体是什么？

人的身体就是我们的天，我们不能把"天"弄乱了。我前面讲过健身如同装修房子的例子，我们先要懂房子的结构，才能动手装修。人体的内景结构就是奇经八脉和十二经脉，所以我们首先要了解这些经脉的循行路线，掌握它们的医理。装修完房子以后，还有一个要点，就是要天天打扫卫生。我们不能光学了一堆理论，而不去应用它。锻炼贵在天天练习、贵在持之以恒。

人体的"自然"就是各种客观规律，气血的运转、经脉的循行、脏腑的运化……我们要学会顺应人体这个"天"的自然，这与道家的理论是一致的。

传统健身术的易学思想

传统健身术与易经也有密切关联。易经给传统健身术提供了最简洁的语言方式：取象比类、坎离相交、水火既济……

传统健身术中有很多动作都呈现太极之象。比如，易筋经里专门调理颈椎和肩背的一个招式——"摘星换斗势"。

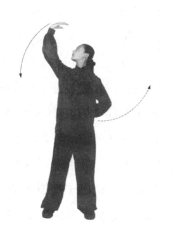

"摘星换斗势"

"摘星换斗势"这个动作呈现出太极之象，蕴含易学思想。

这个动作一只手在前，一只手在后，眼睛上抬，下巴微收。前面的手是在开，后背的手是在合，恰恰形成了一个太极之形。动作漂亮雅致，更融汇天地之神韵于其中。

传统健身术重德行

传统健身术与儒家也有着深厚的关联。

儒家的要点在修德，而修德的前提是先正身。

"正身"就在于我们的行走坐卧都是禅。俗话说，站有站相，坐有坐相，不能站得歪七扭八，一坐下就跷二郎腿。另外，"正身"还在于孔子的三戒：少年时，血气未定，戒之在色，即欲不可早，这时人体气血生发，身体处在快速发展期，人应该把主要精力用于学习和探索新鲜事物上，如果过早地开始性生活，就好像在登山的半途耗散了精力，将来很难登上顶峰，还有可能造成不孕、不育的后果；壮年时，血气方刚，戒之在斗，就是这时人体气血健旺，精力旺盛，要努力工作，但争斗的心不要太强，否则也会对身体造成损害；年老时，血气衰弱，戒之在得，就是我们要重在约束自己，少管闲事。

对于少管闲事这事我多说几句。我做过很多场养生保健方面的讲座，听众各色人等，我发现了一个很有意思的现象，就是无论会议组织者提前说多少次请关闭手机，讲座中还是不时地传出手机的铃声。我注意了一下，大多是老年人不关手机。我很好奇，课间问过不少老人为什么不关手机，他们说，家里有小孙子、小孙女，不放心，或者是什么儿女叫去帮交电费、煤气费，还有什么孩子叫去买菜做饭。我觉得中国的老人太好了，但也太可怜了。手机不是件好东西，它使我们成为别人的奴隶，24 小时听伺候，24 小时为别人服务。老人都什么岁数了，已经是夕阳了，怎么就不能少管点闲事，多关爱关爱自己。

换个角度说，我们把自己的身体养得棒棒的，是不是就能少拖累一分子女，让他们安心工作，这不比什么都强吗？老年人要少管闲事，孩子都那么大了，既然他们已经成年了，就让他们自己处理好自己的事情，我们现在就该整天唱歌跳舞，享乐人生。

儒家有一句话，叫"仁者寿"，意思就是有仁爱之心的人能长寿。那么，"仁爱"的核心是什么呢？——心不外贪。用孔子的话说，人老了以后气血就衰弱了，所以"戒之在得"。

"仁者寿"的真正内涵就是不外贪。不外贪，人的内心就清净，心平气和，不失中正之道，这样才能长寿。

我们谁都想有个好身体，那从儒家的思想里我们就能悟出，好身体的基础既需要我们长期坚持锻炼，又需要我们悟道，只有身体心灵都健康，人才能真正健康长寿。

传统健身术的"道"以"医"显

传统健身术的所有动作都在锻炼经络气血，所以其与医学一脉相承。

不明经络气血就不知道这些动作在干什么。比如说舞蹈，舞蹈的动作就是一种感情的表达；但传统健身术不同，它强调的是静，在松静自然中强身健体。

发明传统健身术的人大多都是医生，比如，五禽戏是华佗发明的，六字诀是陶弘景发明的，都是医生，而且还都是名医。这些功法也就从脏腑和奇经八脉入手，被赋予了防病祛病的功效。

"道"以"医"显。学国学的前提一定要先明白生命之理，古代的圣人都会用身体的道理在打比方，所以医道、气文化是中国文化最集中的体现。我们又说：从"医"（从气）入"道"是捷径。就是把生命之道弄明白了，生活之道甚至管理之道也就明白了。

我个人有一个看法，我认为健身气功比吃中药还有效，但是现在我为什么先讲的是《内经》呢？因为《内经》是健身气功的基础，如果把《内经》先讲好了，先把基础的东西和经络的道理讲好了，大家就觉得言之有物，可信了，也就使健身气功落在了实处。

养生就是自我保养，是自己的主动行为，这种主动行为一定要源于对生命的深刻认知。道教医学里曾经讲过一句话，叫作"顺则凡、逆则仙"，就是你要放纵自我你就是普通人。比如说心是外散的，那我就天天散，今儿我"啊"一声，明儿我"啊"一声，成天杞人忧天就属于心神往外散。那么"逆则仙"是什么意思呢？逆则仙就是如果你能够懂得收敛收藏，能够懂得自我保护、自我炼养，你就是一个神仙，如果你能够在大事面前保持冷静，你就是个神仙，在这个浮躁的社会里你是一个不浮躁的人，你就是神仙。所以中国古代叫"大隐隐于市"，市就是一个市场，是一个乱糟糟的地方，而真正的大隐士就是能在乱中固守自己的定力，这才叫大。从身体上讲，心火的本性是炎上的，所以养生就是要让心火往下走，所以六字诀中的"呵字诀"一定是下行的，能够控制自己的心火就是"养"，所以，"呵字诀"就是养生的，而总"啊啊"的就是害生的，属于"顺则凡"。所以，我们在体会任何声音的时候，一定要按照五脏六腑之道去感悟它，按照中医医理去思考它，才能达到养生的目的。

传统健身术的修心与修身

传统健身术与佛家有共通之处。佛家讲修心与修身，传统健身术也是如此，它的理念与招式也都是在修心和修身。

借假修真，就是用我们的身体去修炼我们的灵性，我们的肉身为假，灵性为真。古人说："人身难得"，即我们这个肉身也是千百年来修炼的结果。没有这个肉身，我们的精神意志将无从展现，所以我们首先要呵护这个肉身，它里面的气血旺盛了，我们的精气神才能显现出来。因此，修身和修心是密不可分的。身体健壮的年轻人就可以先从修心性入手；而老年人则要先修命后修性，先把坏房子修好，再搞装修才好。这就是古代修心和修身的次第问题。首先是身心不二，其次要分出先后，量力而行。

传统健身术中有很多招式也都跟佛家有关。比如，易筋经一共有十二势。第一势、第二势和第三势都叫"韦驮献杵"。那么韦驮是谁呢？

我们都去过寺庙，寺庙里都有韦陀的像，只是大多数人都不认识而已。

通常一进寺庙，第一个大殿内的佛像是弥勒佛。弥勒佛敞胸露腹，张着大嘴冲我们开怀大笑。很多人觉得弥勒佛特别喜兴，看着就高兴。确实如此。传统寺庙里的每一尊佛的位置，甚至是每一件物件的摆放，背后皆有道理。

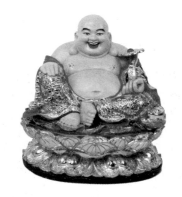

弥勒佛在给我们上人生中最重要的一课——人生在世，快乐第一。

弥勒佛像

可以说，一进寺庙看见弥勒佛，就是在给我们上人生中最重要的一课——人生在世，快乐第一。我们进庙拜佛，东求西求，不要总想着升官发财，我们该领悟的首先应是人生的大乐境。人活着就要快乐，用医学的道理讲，人越快乐，经脉就越通畅，人的免疫力就越强。快乐从何而来呢？其实就是那副简单的对联：大肚能容，容天下难容之事；开口便笑，笑世间可笑之人。

再往寺庙里走，一般是四大天王的像。四大天王是什么含义呢？南方增长天王，名魔礼青，手持青锋宝剑，以"锋"谐音"风"；东方持国天王，名魔礼寿，手持碧玉琵琶，以琵琶之义谐"调"；西方广目天王，名魔礼红，手持混元珠伞，以伞之义谐"雨"；北方多闻天王，魔礼海，手持紫金花狐貂，司"顺"（还有一种说法是这种动物叫蜃，以"蜃"谐音"顺"）。所以，这四大天王连起来就是"风调雨顺"。

四大天王的顺序就是天的顺序：春天生发、夏天生长、秋天收敛、冬天收藏。这就叫因天之序。而我们人体的"天"也是一样：生发、生长、收敛、收藏。人年纪大了，该行什么道呢？就是收敛、收藏之道。少年人则该行生发、生长之道。生长这个阶段，一定会耗散，就像夏天，一定会出汗，一定要耗散。如果夏天不耗散的话，进入秋天你也就无法收获。

四大天王后面的殿通常就该是韦陀佛了。所有大殿的神像一般都是坐北朝南的，在寺庙里，只有两尊像是坐南朝北的。一个是韦驮，另一个是观世音。北为众生，这两尊佛皆是面向众生的。

　　韦驮是一个年轻漂亮的小伙子的像，他手里拿着一个杵。杵的位置很有意思，各个寺庙会有不同。有的是搁在胳膊上的，有的是杵着的。这是为什么呢？其实，这表示了该寺庙的一个规矩：如果韦陀杵扛在肩上，表示这个寺庙是大的寺庙，可以招待云游到此的和尚免费吃住三天；如果韦陀杵平端在手中，表示这个寺庙是中等规模寺庙，可以招待云游到此的和尚免费吃住一天；如果韦陀杵杵在地上，表示这个寺庙是小寺庙，不能招待云游到此的和尚免费吃住。

　　易筋经的头三势都是"韦驮献杵"，这是为什么呢？这要从韦驮的身份说起。韦陀在庙里的身份是护法者。人的身体也是需要有护法的，我们的生命也需要坚守"护法之道"。韦陀的形象年轻力壮，并坐南朝北，面向众生。而人体的众生就是五脏六腑，易筋经头三势很好地暗喻了这个道理。

　　再往后就是大雄宝殿了，如来佛端坐其中。佛说，三眼看世界，即过去、当下和未来。这实际是在讲人生的轮回，因缘善果，轮回报应。

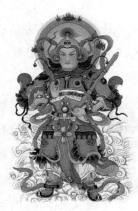

韦陀像

　　韦陀在庙里的身份是护法者。人的身体也是需要有护法的，我们的生命也需要坚守"护法之道"。

大雄宝殿的后面就是我们非常尊敬的观世音了，观世音像也是坐南朝北的像，她心怀慈悲，面向众生。

下次我们再参观传统寺庙的时候，就可依据我说的去看看。中国传统的东西都有深厚的文化背景做依托，我们练功也好，学习也好，甚至连旅游都一样，首先要明白其中的文化，这种文化的核心是什么，我们才会参悟生命、参悟万物。

传统健身术与儒、释、道、医、武这几个方面的文化都是一脉相承的。也正是因为有了这源远流长的文化底蕴做依托，传统健身术这朵奇葩才能与中华五千年的文明共同存在，并成为生命之花经久不败的源泉。

扫码观看视频第四讲：
强经脉健身心

把健康重新掌握在自己的手中

我们学习传统健身方法是为了什么？很简单，就一句话：为了自我养生，为了把健康重新掌握在自己的手中。

生命是脆弱的，我们现代人先是不珍惜生命，无度地挥霍它，直到身体出现了大问题后才开始后悔，然后就是把自己的一切都奉献给了医院，还不白奉献，是带着钱去的，带着时间去的，多可怜啊！其实，很多人不是死于疾病，而是死于不健康的生活方式。

我出养生书也好，做讲座也好，都有一个核心主题：希望我们老百姓把健康重新拿回到自己的手中来。现在医患关系这么紧张，求医看病又这么不方便，何苦呢？我们只要平时保持一个良好的生活习惯，注重养生，加强自主锻炼，就能不生病，至少是少生病。把健康寄托给医生是软弱的，真正的健康源于自我对本性的觉悟。

学习传统健身术，以我之心，调我之气，适我之体，祛我之病，岂不乐哉！

传统健身术的优点很多，其中最大的优点当属简便易行。动作简单，易学好记，而且我们不需要任何器材，练功的场地也非常之小。还是那句古话：拳打卧牛之地。就是我们练功有块牛趴着那么大的地方就够了。所以，我们练习传统健身术，可以随时随地进行，堪称全方位、无局限。

现在，城市里的白领们压力巨大，工作强度大，疲于奔命，常觉得没时间也没多余的闲钱去锻炼，其实真的别把锻炼当负担，工作劳累了，都不用出办公室，站起来，做做"猿提"，做做"熊晃"，做做"鸟伸"……非常简单易行，而且效果出奇地好，肩背放松了，颈椎不痛了，很多症状都会减轻甚至是消失。现在有一些白领办公室操，大多是以西方锻炼肌肉的理论编排的，它们显然没有我们老祖宗留下来的功法好，我劝白领们不如练练我们古人传下来的这四套功法。要是觉得五禽戏的动作太夸张了，怕人笑话你，可以练八段锦啊，姿势优美，动作华丽，一定会引来同事羡慕的眼光。

我一再强调，天底下最好的药，就是自我锻炼。现在我们都有医疗保险，可难道有医疗保险，身体就真保险了？其实还是不保险的。真正要把身体调养好，首先对自己的身体要有自觉的意识。我认为，世上最好的医疗保险，一个是道德修为，另一个就是体育锻炼。

"40岁前用命换钱，40岁后用钱买命"。这是很流行的一句话。可关键是有钱也买不来命啊！要是有钱能买来命，那有钱人就不会死了。钱是干吗用的呢？钱是用来实现理想，完成梦想的。明悟了人生的目标和终极意义，我相信越来越多的人会懂得，在生命面前，任何物质都没有意义。何去何从，全在您自己的手上。

第四节　传统健身三要素：
调身、调息、调心

传统健身有三大要素：调身、调息和调心。

调身的意思是调身形；调息的意思为调整呼吸；调心的意思为静心、安神。

调身——松、静、自然

前面我们曾说过，身体如房屋，要常打扫。那么，调身就像摆正家具。只有把我们的身形调好了心才能静；同时，也只有心静了才能调好形。

人不能活到天寿的原因有很多，其中之一是因为人的直立给心肺造成了巨大负担。所以，老年人患心脑血管疾病的很多。从某种意义上说，调身就是在解决这类问题。

调身的原则是先把身体调正。上肢要中正，下肢要稳定。上肢中正在所有健身气功的起势中都有表现。

为什么讲究调身的时候一定要强调上、下肢的问题？这与人的直立有关。人的直立造成了人体的很多病变。这些病变主要集中在几个重要区域。最上面是头，头为精明之府；然后是后背，背为胸之府；下面是腰，腰为肾之府；再往下是膝，膝为筋之府；还有骨骼，骨为髓之府。中医认为："脏"为实；"腑"为"空"。五脏常实，常吸收营养气血；六腑常空，空了才便于运化。所以，像头、背、腰、膝这些地方也跟六腑一样，要充分活动和放松，才能"户枢不蠹"。

调身的原则叫作"松、静、自然"。首先身体要松，然后心要静，整个动作要自然。这样才能做到有效调身，达到锻炼的目的。

起势如春耕，播下健康的种子

◆ 启动气机

健身气功四套功法的所有起势都有一个核心作用——启动气机。

当我们站好，开始做动作，全身的气血就开始按照一定的轨迹进行运转。中国的养生方法重在一个"调"（tiáo）字，调理、调养。"调"这个字还发"diào"的音，引用到起势来说，有调动气机之意。

健身气功的每套功法都有几个招式，有的人觉得难，练不全，其实没有关系，假如学不会复杂的招式，那就练起势和收势好了。因为，起势是用来调呼吸的，还可正身体，静心神。收势可以引气归元。所以练好起势、收势，就已经很锻炼身体了。

起势如春耕，练好了起势，就能播下健康的种子，起势没练好，种子就不能发芽。

◆ 行家一出手，就知有没有

我们会发现一个问题，不管哪种体育健身功法，都是先动脚，后动手，这到底是为什么呢？

道理很简单：我们的身体就像一棵大树，足为根，而手则是枝杈。我们要先动脚，以便让气血流到枝杈上来。

起势的第一个动作是站马步，"两脚分开与肩同宽"。这里强调四个原则：

①先动左腿，从左做起。这是为什么呢？因为左为肝，右为肺。肝主血，肺主气。血永远动得比气慢。所以，我们应先让血动起来，以便能让血赶上气的步伐。

②百会对会阴：身体才能中正，气也就正了。

③肩井对涌泉：泉水出来一般散漫，有了井的约束，才有益于人生。

④做到八虚。两肘、两腋、两胯、两腘窝（委中穴）充分放松，使得肝、心、肺、脾、肾这五脏气机凝聚处充分放松。

我们要慢慢地调整身体，对穴找位，做到以上四点才叫正身。这会使得你的呼吸顺畅，全身通泰。

站马步的另一个核心点是先开阴经。阴经沿大腿内侧走。两腿分开、两脚并行就先打开了阴经。两脚微微内扣，就打开了阳经（阳经在大腿外侧）。

具体到每套健身气功，手的动法又各不相同，但只要掌握了阴阳的基本原理，就能很好掌握。人的手心为阴，手背为阳，手怎么动，无非就是阴阳变化的问题。

五禽戏的起势，手先为阴捧，然后收到膻中，再是阳掌往下走。

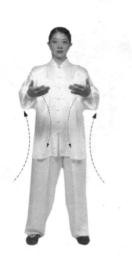
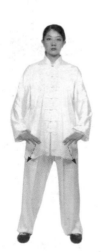

八段锦的起势，手先有一个阴阳扭曲，阴推着阳往前走，再将阳掌回到神阙穴。

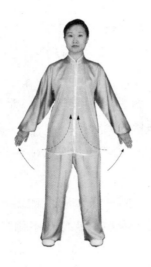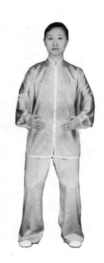

六字诀的起势，手先阴升，再阳降，然后往外运开，再捧，内外劳宫相对后收于腹脐。这个功法起势的妙处是走下丹田。

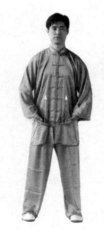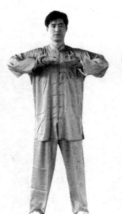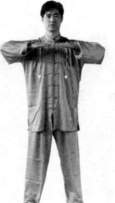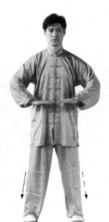

易筋经的起势则是典型的少阳起势，手掌是对着的，半阴半阳，虚掌后两手心劳宫相对，掌根收于距膻中一拳的距离。

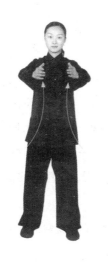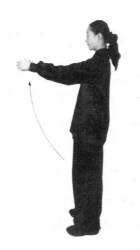

　　做易筋经起势的时候，要做到形神合一。神为形之主，形为神之宅。我们的表情应是"心诚貌亦恭"，目光平视，这对心肺特别好。身体会不由自主地微微前倾，脚后跟也微微抬一下，这是因为肺对应金，肺气起来后，肾水在足下开始活动（金生水）。

　　起势看似简单，却谈了不少，您可能会产生这样的疑问，有必要吗？其实，这就像找对象谈恋爱，你找对了人，嫁得好，一辈子就过得幸福。一开始就没找好对象，一辈子都不安生。起势就是这么重要。我们每天晚上看电视的时候，就可练起势，蹲马步，提肛，肩井对涌泉，两脚与肩同宽……练会儿休息会儿，久之则强筋健骨。

扫码观看视频第六讲：

练起势强筋骨

收势如秋收，收获健康的果实

◆ 远离邪气，守时守位

起势为开，启动全身气机；收势为合，引气归元。

现在很多老百姓都看了不少养生书籍，但有点糊涂，阴气、阳气、元气、湿气、寒气……这气那气的，不知道有什么区别，其实"六气乃一气也"。人活着都是这一口气；人死了，气也就散了。

那么阴气和阳气有什么区别呢？

当体内的气机处在收敛、收藏的状态，就叫阴气。当它处在生发、生长的状态，就叫阳气。

那邪气又是什么呢？其实邪气也是从六气里变现出来的。简单说，邪气就是不在本位的气，跑到别的部门干活的气。该收敛、收藏，它不收敛、收藏；该生发、生长，它不生发、生长，这就叫邪气。

现在关注养生的以老人居多，对于老人来讲，什么叫邪气？还是老生常谈，多管闲事就叫邪气。您不好好享受生活，不在本位，越俎代庖，不该您管的事，您总爱去管，结果往往就是自己惹了一肚子气，别人还不高兴。

中国文化里有一个很核心的理念——守时守位，即在一个时间段，就干这段时间该干的事，守住自己的位置。人一把年纪了，就应该收敛收藏了，您这个时候非要生发、生长去，就是逆天而为，不得病才怪！劳碌了半辈子，现在退休了，单位里没位置了，您就是闲散的人了，您要想明白，您现在的位置是什么？是神仙，没人能管你了，那就好好当神仙，您非得找个人来管，就是自讨苦吃。

扫码观看视频第七讲：

练收势永不老

其实身体的道理就是人生的道理。我们千万别觉得身体是身体，人生是人生，它们是分不开的。

◆ 引气归元

起势强调的是启动全身的气机，练功中气机也是在不断地被调动着的，那如何结束呢？我们要把气收回来，收到本位来。所以收势强调的就是要引气归元，让气回到正确的位置上来。

气机枢转的正确位置在哪儿呢？一般来讲有三个位置。

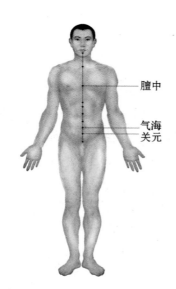

膻中

气海
关元

气机枢转的三大养生穴：
膻中、气海和关元。

第一个是膻中穴。中医讲"气会膻中"，人身体里的气一般都汇聚在膻中穴，所以又叫作"胸中大气"。比如，当有人气着你的时候，你就会说"气死我了"，手会不由自主地抚摸胸口，抚摸的位置就是膻中穴。人生气的时候气会憋在膻中穴这里，没法宣散，会很难受，身体出于一种自保，就会主动地捶打、按摩膻中穴。

第二个是气海穴。气海穴位于脐下 1.5 寸处，它与调息相关。养生家和练功的人气会下行，一般把气海当作大气所归之处，有"百川汇成海"的说法。凡是气机失调，都要通过调气海穴来进行调理。

中医认为：气会膻中，与气海相迎送。就是气机在膻中穴和气海穴之间有一个交合、升降、鼓荡的现象，能送到气海的气为真气。

第三个是关元穴。从名字上看，这里是元气出入的地方，所以非常重要，所谓的引气归元也是要把气引到关元处。气海、关元一壮，全身都壮。

收势主要就把气收在这几个地方，因为气海、关元都距肚脐很近，所以收势手基本都在神阙穴。神阙穴就是肚脐的位置，它是先天的神明缺失之处。神阙穴连接着大、小肠，它又是"心肾交通之门户"，所以地位相当重要。

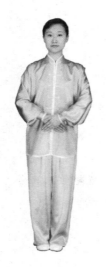

收势：劳宫穴对神阙穴，
这是一种"心肾相交法"。

健身气功四套功法的收势基本都是以手掌心的劳宫穴对着神阙穴，这就是一种"心肾相交法"，静静地呼吸几次使气机得以回归本位。

扫码观看视频第五讲：
调身的方法

我们要记住，收势的要点是最后把气机沉下来，所以做完收势不要急于做其他剧烈活动，保持一种相对平静的状态最好。

起势如春耕，播下健康的种子；收势如秋收，收获健康的果实。我们不要觉得起势和收势看似简单就忽略它们的重要性。一头一尾没做好，一年的辛苦都白搭。

调息——升降开合、按摩脏腑

一呼一吸为一息

健身气功的锻炼除了从调身入手，还应从调息（呼吸）入手。

首先，我们来看看调息的"息"字是什么意思？

"息"字的上面是自己的"自"，"自"代表"鼻子"，甲骨文里就是人鼻子的样子。"息"字下面是个"心"字。所以，"息"表达的就是鼻子和心之间的一个交通的过程。

一呼一吸为一息，它代表两个动作，一个是呼，一个是吸，两个连贯的动作加起来才称之为"息"。

人一生的呼吸包括腹式呼吸和肺部呼吸。婴儿在母腹中采用腹式呼吸，他靠脐带从母亲那里得到营养；人出生后在脐带剪断的那一瞬间，告别了腹式呼吸，开始了后天的肺部呼吸。所以说，小孩子的出生其实是一个很危险的过程，因为这是呼吸转换的过程。过去的接生婆都知道，小孩子出生时最可怕的一件事情就是不哭，所以都是在剪完脐带后在小孩子的屁股上拍一巴掌，小孩儿哇哇一哭，全家就放心了。

在五脏与五声的对应关系中，肺对应的就是哭声，所以肺主悲。如果我们在生活中碰到那种动不动就爱哭、爱掉眼泪，特别爱抱怨的女孩儿，大多就属于肺气虚弱的人。人很多情志的问题都跟五脏相关，我们要留心这一点。这也说明了一个道理，小孩儿没事在那儿哇哇地哭，多是在那儿锻炼肺呢，我们不要孩子一哭就赶紧去抱、去哄，要观察一下，只要不是掉眼泪的哭，说明他不是饿了，哭会儿对身体有利。从小就锻炼好了肺，一辈子都受益。

人从出生前到出生后的呼吸方式的改变，是中医养生的一个核心要点。有数据表明，肺活量大的人寿命相对长。中国养生学自古就认识到了人呼吸的重要性，于是健身气功就有了调息这个要点。

调息八字箴言

调息的核心点其实就八个字：升降开合，按摩脏腑。

健身气功的动作中，有升，有降，有开，有合，它是一个全方位、立体的锻炼方式。比如八段锦的"两手托天理三焦"这一势，两只手在上，膈肌向下，增大膈肌的运动，重点在通畅三焦；"调理脾胃须单举"这个动作，一只手在升，另一只手就是在降；"左右开弓似射雕"这一势则是一只手在开，另一只手在合。

中医讲，人体生命活动的关键就在于气的运动，因此，所有的动作，无论是升、是降，是开、是合，处处都有气机的问题。而呼吸作为一个最易被观察到的调整气机的手段，也有着升降、开合、阴阳的属性。吸为阳，呼为阴。存气闭息可以祛寒；呼出浊气可以清热。呼吸与动作配合的基本原则就是：起吸呼落，开吸合呼。重点在于守息。

升降开合是为了按摩脏腑。

五脏在上，都在肋骨围成的胸腔内；六腑在下，在胸腔之下。

五脏被肋骨挡住了，所以通常我们无法直接接触到五脏。拿临床上突然心脏停止跳动了的病人来说，西医急救会用电击，只有用电击那么大的力量才能刺激到心脏。

那在科技不发达的古代，人们要怎样做才能刺激、锻炼五脏呢？中国古人非常聪明，他们发明了通过调息、通过按摩六腑来间接按摩五脏的方法。

人的脏和腑是表里关系。五脏为里，六腑为表。五脏为阴，六腑为阳，因为六腑总在不断地运化，它主动。我们只要动了阳，阴就会跟着动起来。

从中医上讲，平时要想保养心，就可以去按摩小肠，因为心与小肠相表里。肺的问题呢？我们可以去按摩大肠，肺与大肠相表里。脾我们碰不到，我们可以去动胃。所以，没事的时候多揉腹很有好处，等于间接按摩了五脏。健身气功中有很多动作都是活动腹部的，比如五禽戏中的"熊运"就是在动腹，把人体的气机上下带动起来。

说简单点，调息就是在一呼一吸之间，让我们的肚子或收紧或膨胀，靠腹部的运动来调整五脏的生存环境。

腹式呼吸对脏腑下垂症、脱肛、痔疮等病都有好处。每天练练健身气功四套功法，可在提肛、收腹之中，让脏腑变得强劲有力，达到防病祛病的效果。

健康长寿从强壮肺气开始

调息这种锻炼法在健身气功·六字诀中表现得最深刻。六字诀就是通过发六种不同的声音来调节五脏，锻炼身体的。

我们锻炼身体，尤其要练肺气。现在流感为什么那么多，已经不分季节了，一年四季得感冒的人挤满了医院，特别是小孩儿，患感冒的尤其多，这跟肺气羸弱有很大关系。

现代人肺的问题已经走到了悬崖边上，如果不能很好地解决，后果相当严重，这里我多说几句：

首先，肺为娇脏，它是人体最后一个起动的脏器，很容易受到寒邪的侵袭，所以保健康要先从保护肺开始。

其次，肺主一身之气。人的活力都来自气血，肺气虚了，人就会感到全身没劲。这个道理在人上岁数后，感受会特别深。

第三，肺司呼吸，肺统管人的呼吸。一个人如果呼吸顺畅的话，心情就很愉悦。假如连起码的呼吸都不顺畅了，根本就谈不上有好的生活质量。比如现在很多人有胸闷气喘的毛病，动不动就得叹口气，这就是膈肌的运动能力变弱的表现；而哮喘就更是肾不纳气的表现了。所以懂得健身气功的原理后才能做有针对性的锻炼。

我们其实可以做个深呼吸感受一下，看吸进来的气走到哪儿了？很多人都只能走到胸，能走到丹田的人很少。为什么？因为肺缺乏锻炼。我们要有意识地多做腹式呼吸锻炼法，每天拿出几分钟甚至十几分钟的时间来练习呼吸和训练腹部的协调性。

从阴阳上讲，吸是主动的，为阳；呼是被动的，为阴。吸气的时候，腹部收起，呼气的时候腹部放松。这种调息的锻炼有一个要点——屏息，一定要有短暂的或者逐渐增长时间的屏息。屏息可以让气机在五脏六腑当中有一个滚荡，这对脏腑有很大好处，等于在按摩脏腑。

第四，肺与大肠相表里。肺既怕热，又怕寒，尤其容易受寒邪侵袭。所以，我在每本书中都会重点提到，我们要少沾冷饮，尤其是年轻人，要管住嘴，不图一时之快。一旦形成肺寒，就容易形成胃寒，再往下走，导致肾寒。同时，因为肺与大肠相表里，所以还有可能造成大肠寒，导致拉稀等。

人的大便可以看出很多问题。要学养生，我们就要在日常生活中学会观察自己的大便。

单纯的腹泻，叫"食谷不化"，吃什么拉什么，没有消化吸收，多属于胃寒。胃有阳明火，就好像一团温火，可以慢慢地把饭温熟。阳明胃气不足，就无法消化食物，导致殡泄。

还有一种情况是排出来的大便非常稀，里面不带热气或者没有肛门的灼痛，这就不属于热证，多为肠寒引起的。一般老人偏易患肠冷、胃寒，这和肾气虚亏有关。可通过经常搓热手掌按摩腹部的神阙穴来保养。如果老人五更泄或早晨一起床就拉稀的话，可适当吃点理中丸，用艾条熏灸一下腹部的气海穴和关元穴也是很好的解决途径。

有人说"千金难买老来瘦"，人岁数大了，是胖些好还是瘦些好呢？其实这个问题没法给个定论，人的胖瘦跟很多因素相关，比如遗传的问题，不仅仅是饮食所致。但突然瘦下来肯定不好，那叫脱肉，是一种病。胖点瘦点其实并不重要，重要的是脾胃是否好。人身体好的标志是什么？能吃，能睡，能拉。沾枕头就着，看见饭就香，上厕所拉得痛快。这三件事都好，人的身体就好，我们别太在意胖瘦。

第五，肺主治节，就是肺气同我们全身的关节都有关系。老人的关节疼痛，也多跟肺气虚相关，尤其是在节气转换的时候出现关节疼痛的话。

第六，肺主皮毛。我们皮肤上的很多病症都是肺有问题造成的。比如人过度焦虑的话，就会使肺受影响，继而影响到皮毛，导致牛皮癣等各种皮肤病。

第七，肺主肃降。肺气一定要往下降，人才健康。

有的人一到凌晨三点就醒，睡不着了，这就是肺气降不下去导致的。五行里讲，这叫土不生金，肺气不足是脾胃有问题造成的。这也是中医将人体视为一个整体的观点所现。中医不会就事论事，而是根据阴阳五行的理论，发现问题的根源，从而从源头下手医治。

传统健身术重视调息，也就是重视锻炼肺气。健身气功四套功法中的很多动作都是专门锻炼肺气的。比如，易筋经里的"出爪亮翅势"，五禽戏里的"鸟伸"，都是宣肺气的，可以治疗肺气虚的问题。这些具体动作的做法在本书的后半部分会做详细说明。

太过"用意于气"，才会走火入魔

说到气功，很多人都有误解，认为既然练的是气，练的过程中就要全心全意地关注呼吸和气的运转，否则就会练岔气，甚至会走火入魔。这其实是一种误解。

健身气功是一种十分安全的锻炼方法，它讲究的是"以形领气"。

你把动作做到位了，气就到位了，不用有意识地去想气的问题。比如，我们练五禽戏"鸟伸"这个动作时，只要你的手上来了，自然你会吸气。不用去想，手伸上去了是呼还是吸啊？想就不对了，这就等于你的呼吸和身体、动作都是分离的。我们要的是一个和谐的整体，动作和呼吸和谐统一。不刻意想气，才是安全的。所谓练气功出现偏差了，正是因为太"用意于气"了。

扫码观看视频第八讲：
调息按摩内脏

调心——抱一守一

"悬葫济世"从何而来？

调心即调神，调心的原则为四个字——"抱一守一"。

"抱一守一"这个词听着有点莫名其妙，我解释一下。

"一"字在《说文解字》中的解释为："惟初太极，道立于一，造化天地，化成万物。"十六字真言将中国哲学宇宙发生论的观念系统尽现其中。"一"在神话思维中并不只是单纯的数目字，而是喻指创世之前的混沌状态。

"一"的繁体字写作"壹"，大篆为""，样子像一个葫芦。古代流行炼丹术，炼好的丹药都放在葫芦里。炼丹炉的外形也是葫芦状。过去的中药存放也是如此，医生如果外出行医，随身携带的中药也多放在葫芦里保存，所以有"悬葫济世"的说法。

我们来看一下葫芦的外形：上面是一个圆，底下还是一个圆。其寓意为上面为天，下面为地，中间连通。葫芦的形状蕴含着一个概念——阴阳混沌。

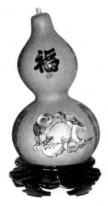

葫芦的形状蕴含着阴阳混沌这一概念，所以古代的丹药多放在葫芦里储存。

葫 芦

"抱一守一"的"一"，其意源自创世神话，意为"混沌"，分不出阴阳。所以"抱一守一"的含义就是要让我们的心神处于一种混沌的状态。同理，天人合一的"一"也是喻指此混沌的无差别状态，而不是简单的天人相合或单纯的天人感应。

女人为什么爱问"你会永远永远爱我吗"？

说到调心、调神，就不得不谈现代人的生活方式。现在的疑难杂症很多，日本人将其归纳并起了个名儿，叫"生活方式病"。我们现在很多人得病，都源于不良的生活方式。《黄帝内经》说，人要不断地改变坏的习性，并建立起好的习性。可是，人的习性难改，这的确是一件难事。

从医学治疗上说，最难治的病也是神志方面的，就是心神难调。有句成语——心猿意马，意思是心就像猿猴一样，没一分钟消停着，心思总是在动着。我们的意念就像马一样永远在飞奔着。而我们这种心猿意马的状态会让头脑总得不到休息，养生也就无从谈起。这个成语其实告诉我们，在我们人身体里，"心"和"意"表现出了一种严重的"无常"。而养生的"调心"正是通过一些方法，让我们能在"无常"中追求到"有常"。

多说几句闲话，人生在世，为什么会穷尽一生追求爱情，追求一个稳定的家庭生活呢？人的这种追求表达出了一种什么意愿呢？就是在万事万物的无常中，人在勉为其难地追求着一种"有常"，就想要那么一点永恒的东西。所以，女人就老会傻傻地问："你爱我吗？""你会永远永远爱我吗？"沧海桑田，世事无常，万事万物都在不停地变化当中，稳定、长久，是人最想得到的幸福。

金婚、钻石婚，五六十年风雨坎坷一道牵手走过，这是多么不容易的事啊！想想都觉得这是一种无上的幸福与幸运。人要懂得感恩，要感谢对方对自己的一种长久的忍耐。修心的要点之一就是学会感恩，懂得宽容。

我们人生在世都想求两个字——"福"和"寿"。很多人还去求"禄"，说句实在话，"禄"如浮云，浮云是没有根的。求福报，求健康长寿，都很好，但是健康长寿的根儿在哪？四个字——"涵养德行"。人要涵养自己的德行，要修炼自己，这能得福寿，这才是根本。

"收猿心，拴意马"的方法有三

传统体育健身强调的就是"收猿心，拴意马"。通过调身或其他方式，把如猿猴一样的心收回来，拴住如奔马般的意念，使心神做到有常和安定。

调心的方法有三：

第一，把心思放在动作上。当我们把全部的心思都放在动作上时，就可排除杂念。

收心要收眼神。比如，我们练"左右开弓似射雕"这个动作的时候，眼睛就盯住了手上的商阳穴，这样，你的气机就会凝聚在这儿，心神自然得到了安定。

我们常说"凝神定气"，神在哪？神在眼，机在目，全在眼神里。眼神在上，气机在上；眼神在下，气机在下。假如您有高血压，这时候孩子惹您生气了，您气往上顶，不犯病才怪。处理方法很简单，您就根本甭搭理他，较那个劲儿干吗呢？我教您一招，坐好了，把脚趾头翘起来，眼睛就盯着脚趾头，盯一会儿气机就下来了，事儿也就过去了。生气是什么？生气就是拿别人的错误来惩罚自己。千万别跟自己较劲，这就是养生原则。

五脏六腑的神气全都聚集在眼睛上。我常讲，电脑就是个大恶魔，长时间地盯着电脑，你的神气就全被夺走了。我们要常闭眼，眼皮就像个门帘，没事儿就把门帘垂下来待一会儿。导引术里面有一个护眼神的方法叫"熨目"，就是把手心搓热了，空掌捂在眼睛上闭眼待几分钟，常用电脑的人记住要多做。

第二，做好起势和收势。前面我们讲过了健身气功起势和收势的重要性，调心依靠的就是起势和收势。起势的所有动作就是为了静心，将心思收回来。收势重在引气归元，将心思收在神阙。

第三，音乐可安神。天底下只有音乐可以作用于神明。我们没事的时候可以多听一些中国传统音乐，它的乐曲比较轻柔、舒缓，如行云流水，容易安神。您别说听音乐可以安神，就去听个歌剧《蝴蝶夫人》或什么摇滚乐一类，那都是大起大落的音乐，听了就激动，别想安神静心了。音乐也分种类，比如国家体育总局健身气功管理中心推广的四套功法，分别给每套功法配制了音乐，我们在家时即使不练功，也可听听这些音乐，这也是一种很好的自我保健。

运用好声音，是可以调心安神的。健身气功中的六字诀功法，就是一种很好的利用声音来调心锻炼的方法。比如，"嘘字诀"可祛除肝的郁滞，"呼字诀"可祛除脾胃的郁滞等。

日常生活中，我们如何调神？

"神"在中医里十分重要。中医认为，五脏皆有神明。

心的神明是神。古人讲"心之官为思"，也就是说，人的心血足了，神志就清明；心血不足，人就心慌难受，脑子也就不清楚。我们在生活中常说"把心放在肚子里"。这句话是什么意思呢？心在五行中对应的是"火"，火性炎上，把心气放低一点，对生活的要求别太高，就是养生了。

六字诀中的"呵字诀"就是帮助心神往下走的，可以下心火。

脾的神明为意。心猿意马的"意"实际上指的是脾神。中医讲，思伤脾。整天胡思乱想就会暗耗肾精，伤脾。此外，好攀缘也伤脾。

有的人很有趣，被别人看了一眼，回家就瞎想，她为什么看我啊？是因为她昨天管我借菜刀，我没借给她吗？她看我一眼，是不是想对付我呢？……胡思乱想一大堆，越想越觉得对方有阴谋。其实那个人只是很无意地看了你一眼，你心里就攀缘出一大堆东西来，这就是典型的胡思乱想。你要是实在为这个事痛苦、不舒服，很简单，就直接找她问问，你为什么要看我一眼，这样也就不胡思乱想了，何苦折磨自己，伤了脾神。

肺的神明为魄。我们经常讲"魂魄"一词，肺的神明就是魂魄的"魄"。中医讲，忧伤肺。我们尤其要注意"杞人忧天"的问题。总是成天到晚担心天会不会塌下来，大事小事都担心，这就是肺气虚的象，魄不足。

肾的神明为志。现实生活中，主要有两样东西会侵害我们的身体，一是内因，二是外因。外因指自然现象或者风寒暑湿燥火等六淫、六气，内因主要就是指情志。

人在情感上受的伤害往往远超过肌肤的外伤，有的人甚至迈不过这个坎，选择自杀。传统体育健身强调调心、调神，也是从某种程度上尽可能地让我们的情感不受伤害或少受伤害。

比如，很多流行病很有意思，越是害怕的人越容易得。为什么？中医叫恐伤肾，人体的元气藏于肾，人一害怕，就会伤到肾，伤肾就伤元气。元气就相当于西医里常说的免疫力，人的免疫系统受到损伤，免疫力就会降低，人就易染病。

还有一个大家都知道的现象：人年轻的时候往往不怕死，做事胆子大；而岁数越大，往往越怕死，越容易受到惊吓。原因就在于年轻时身体强壮，肾气充足，而岁数大了身体开始虚弱，肾气不足，导致胆小怕事。

怎么治疗恐惧呢？首先，习能胜恐，习惯就能战胜恐惧。比如，人一拍桌子，你就害怕，再拍你还害怕，又一哆嗦。可是要天天拍，你就不哆嗦了，习惯了，不怕了，这就叫习能胜恐。再有，把事情想清楚了就不怕了。当你把一件事最坏的结果都想好了，自然你就不那么害怕了，无非如此了，爱谁谁吧。

肝的神明为魂。握固法可安肝魂。握固的动作为：四指相握，大拇指掐在无名指指根处。握固法如果能再结合蹲马步的话，效果会更佳。

健身气功·八段锦里中有一个动作安神的效果特别好，叫"摇头摆尾去心火"，它能安神定志，使心肾相交。该动作的具体说明详见本书后面的动作讲解部分。

扫码观看视频第九讲：

调心颐养天年

第二章　从头到脚锻炼法

第一节　头、面部锻炼法

　　头是人体阳气最足的地方，所以我们会发现，人在冬天只有头不怕冷。头为"诸阳之会"，是手足三阳经汇聚之处，也是人体阳气最足的经脉——督脉的循行之所。而脑又为髓之海、精明之府。所以我们要非常注意头部和面部的保养。

　　下面就介绍一些在日常生活中简便易行的头、面部锻炼法。

晨起叩齿搓脸——固肾养颜

　　自古，中国就有一个很有名但十分简单易学的导引术——晨起叩齿搓脸。

　　具体的做法是：清晨醒来，眼睛先不睁开，上下牙齿互相叩击36次。叩齿之后，将满口的唾液分几口徐徐咽下。然后开始搓手，等手搓热了，以手搓面，再用手干梳头，最后再熨目，用手掌反复摩熨双眼。

　　那么，这几个动作有什么养生的妙处呢？

　　首先，叩齿可固肾。中医认为：齿为肾之华，即牙齿是肾的外显，是肾的花朵。"肾虚则齿豁，肾固则齿坚"，牙齿与肾脏的关系十分密切。牙齿松动与肾气虚衰及气血不足有关。常叩牙齿，不仅能让牙齿坚固，还能强肾固精。此外，叩齿对大脑也有轻度的刺激作用，可提高听力，预防耳鸣。

其次，吞津能养生。分几口咽下唾液，使之流入丹田，是有效的养生方法。唾为肾之液，唾液从肾中上来，循走督脉、膀胱经，再入口，咽下至丹田，可谓循行了一个小周天。此外，唾液有促进消化吸收、滋润五脏六腑的作用。中医里，唾液被称为"甘露""玉泉"，可见其精妙之处。

再次，搓脸可调节脸部气血，有美容之效。人的脸部聚集着大量穴位，它是足三阳经的起点和手三阳经的终点，而胃经的穴位在面部尤多。胃乃生气、生血之所，搓脸就意味着按摩了这些经脉和穴位，使其气血畅通，循环无碍，达到养颜排毒的效果。

另外，搓脸需要肩关节上抬并做上下运动，这就锻炼了肩关节，是预防和治疗肩周炎的好方法。

挺胸抬头——向颈椎病说不

这个动作谁都会做，不用教。可这么简单的动作，也有养生功效吗？

沿着人体的胸腹部到面部，有一条重要的经脉——任脉，它总任全身的阴经，主一身之血，是人体的生养之本。挺胸抬头，可抻拉任脉，调畅气血。

其实，传统导引术的锻炼核心都在任、督二脉上。任脉主血，督脉主气。人体气血的生发、运行都在这两条经脉上。

锻炼任、督二脉的关键就在于头颈的运动：下颌一抬、头上扬，任脉即开；下颌内收，百会上顶，督脉就得到了锻炼。任、督二脉锻炼好了，人体的气血才会旺盛。这两个动作我们没事时要经常做。除

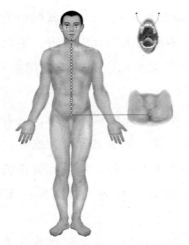

任脉，主一身之血，
在胸腹部循行。挺胸抬头，
可抻拉任脉，调畅气血。

任脉循行示意图

了锻炼任、督二脉，头部的上扬、内收还能充分活动颈部，长期锻炼，能防治颈椎病。

我建议，都市的白领们在办公室工作时，要多做做头部运动。这几年，患颈椎病的白领越来越多，这与他们长时间伏案工作、久看电脑屏幕有关。颈椎病一旦患上，很难得到有效医治，所以我们一定要多活动颈部。我们一定要想明白一件事：成功，不仅要靠争分夺秒的奋斗，更要以健康的身体做基础，大厦的地基松动了，上边的楼层盖得再高，也只能是倒塌的命运。

常练"掉尾势"，壮肾又固阳

易筋经的"掉尾势"，也有抬头这个动作。它是锻炼任、督二脉的有效方法。

怎么做"掉尾势"呢？

首先，手臂自然前伸，两手交叉相握，掌心向内；然后，翻掌前伸，掌心向外。

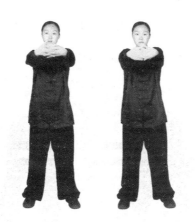

然后，身体前屈、塌腰、抬头，两手交叉，缓缓下按。

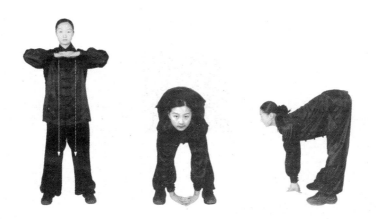

接着，头扭向左后方，看自己的尾闾（俗称尾巴骨）；同时，臀部向左边转；动作稍停后，头和臀再还原到正中的位置，抬头看前方。

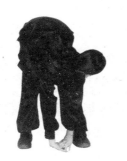
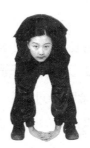

相反方向再把扭头和摆尾的动作做一遍：头扭向后右方，眼睛看尾闾；同时，臀向右边扭动。动作稍停后，头和臀还原到正中的位置，抬头看前方。

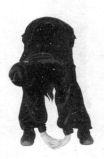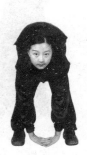

扫码观看视频第十三讲：
头、颈部锻炼法

低头的汉子，昂脸的婆

做"掉尾势"这个动作时，要一直保持抬头的姿势，这样就抻拉、锻炼了任脉。

关于抬头，有一句民间俗语："低头的汉子，昂脸的婆"。意思是说老爱低着头的男人和老仰着脸的女人都比较厉害，不好惹。这是为什么呢？其实背后还真有点中医的道理呢。

"低头的汉子"是指总爱低着头的男人。这类男人的阳气足，他把头低下来，阳气照样可以输布到头顶。这类男人多爱低着头盘算事，主意多，老谋深算，属于比较厉害的人。

"昂脸的婆"是指没事老高高抬着头的女人。这种女人我们在生活中经常能看到，她们比较傲慢，但能力一般都比较强，因为她们的身体基础比较好。这类女人的任脉总是开着的，气血很足。气血足，精力就旺盛，做事雷厉风行，胆子大，决断力强；可气血旺，脾气相对也就比较大。开玩笑说，见着这样的女人咱就躲她远点儿，脾气大，容易急。

一句俗语揭示出任脉和督脉对人的影响。其实，人的性格也好，能力也好，都跟身体有关。我们锻炼好了身体，才能提高自己的精气神，才能更好地做事、做人。

"掉尾势"是治疗强直性脊柱炎的利器

做"掉尾势"除了抬头，还要注意让两腿伸直，这样才能充分打开膀胱经。其次，头向左侧看的时候，臀部也向左；头向右侧看的时候，臀部也向右。这样，人的脊柱就得到了充分的活动。动尾间就像动物在摆动自己的尾巴，可把人体背部的脊柱整个地带动起来，从而有效锻炼督脉。

从调养、治病功效上来说，女性常练"掉尾势"，可以养护子宫，但切记不要在经期和怀孕时练习；对男性而言，生殖系统的养护跟督脉尤其相关，多做"掉尾势"，可壮肾固阳。

督脉有一个最严重的病，叫"脊强反折"。西医称之为"强直性脊柱炎"。患此病的人转身时背部僵硬，病情严重时，全身都难以活动。

那么，人为什么会得这个病呢？中医对该病的解释是："肾虚督空""筋骨失养"。

督脉行脊柱，络肾，与肾密切相关。如果一个人本来先天就弱，青春期时又没能很好地养护身体，形成一些不良生活习惯（如纵欲过度、手淫过度）的话，人体的元气就会过度损耗，导致调用过量的督脉经气，使其处于亏空的状态，就容易患上强直性脊柱炎。所以，青春期的性教育是十分重要的，也是必要的，只有让年轻人了解了性，认识了性，消除了对性的神秘感，他们才会正确处理自己的欲望，才能真正爱惜自己的身体。

没有一味药可以入奇经八脉，所以一旦患上强直性脊柱炎，就很难彻底治愈，很有可能影响人的一生。就现在的医疗手段来看，西医仍没有很好的解决办法，而中医是可以通过锻炼的方法来医治的。

易筋经可以说是治疗强直性脊柱炎的重要方法之一，尤其是"掉尾势"，是治疗该病的一件利器。患者可以采取一边吃中药，一边用灸法，再坚持每天打易筋经的方式，来治疗强直性脊柱炎。

这里我多啰唆几句，我认为，一个真正的好医生在给病人开方子的时候，应该同时开三个方子：一个医疗方，一个食疗方，还有一个是运动方。方子方子，什么是方子？就是指明正确的治疗方向。仅仅给病人开一个药方是不够的，还需要改变病人的生活习性，从饮食到起居，再到日常习惯，都要好好调整。

扫码观看视频第十一讲：

奇经八脉锻炼法

比如说一个人腰疼，你光给他开药、按摩是没有用的，他成天到晚坐姿不对，没事总跷着二郎腿，习性不改，就无法根治腰疼的毛病。人的生活习惯有惯性，那作为医生，就要再给他开一个运动方，让他每天抽出20分钟练习一个运动姿势，比如让腰疼的人练习八段锦里的"左右开弓似射雕"，他练着练着就会在生活中形成笔杆溜儿直的姿态，一方面锻炼了身体，一方面对他的腰病有一定的治疗作用。所以，对病人同时开医疗方、食疗方和运动方是十分必要的。

如果没有大夫给咱们开运动方，怎么办呢？我建议读者朋友们就从本书介绍的这四套功法里找几个适合自己的招式，结合医理天天练，必有效验。这样不仅能治疗身体的疾病，还能避免疾病复发。

上面提到易筋经，很多人都会联想到金庸武侠小说中描绘的少林派内功，觉得神乎其神，在现实世界中真的存在吗？其实，易筋经就是我国自古流传下来的一套健身气功功法，一点儿也不神秘，只是被金庸先生妙笔生花地夸大了威力。我国开展全民健身运动以来，国家体育总局健身气功管理中心组织各路专家对各个版本的易筋经进行了重新编排与整理，我在本书中所谈的易筋经动作皆来源于此。

易筋经里的很多动作都能直接作用于任、督二脉，它能比药更好地作用于脊柱。此外，治疗强直性脊柱炎还可从肝肾入手，因为元气藏于肾，当我们的肝肾二经经气充足之后，就会慢慢补充到督脉之中。

扫码观看视频第十二讲：
经脉保养与疾病预防

第二节　颈椎、耳部锻炼法

前面我们讲了头、面部的锻炼方法。其实，头部、脸部的气血都需通过咽喉，所以，如果想让头部和面部的气血足，咽喉、颈椎这些要道就必须通畅。

颈部的疾患，里边为三阴经所主，外面为三阳经所主。颈项为三阴三阳气脉过跷之处，其气流利，过而不留。如果气虚，会造成颈椎的压迫。在健身气功的功法中，"摘星换斗势""九鬼拔马刀势"都是极好的锻炼颈椎的方法。

本节就介绍几个锻炼颈椎的方法。

扭转颈部——缓解颈肩不适

上下左右活动颈椎，是有效锻炼颈椎的方法。

因为三阳经都走肩部，所以在锻炼颈椎之前，我们可先把肩部松开，这里先介绍一个准备动作：身体站直或坐端正，先将两手轻搭肩上，然后两肘尖努力相靠，再使劲打开，使膏肓穴有挤压感，然后再轮转两臂数次。

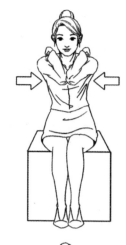
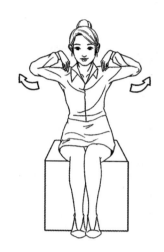

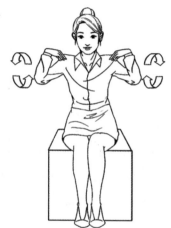

两肘尖努力相靠，再使劲
打开，使膏肓穴有挤压感，然
后再轮转两臂数次。这样可松
开肩部，抻拉颈椎。

活动颈椎前的准备动作

肩部松开后，我们就可开始抻拉颈椎。头先向左肩靠，再向右肩
靠，接着再向前和向后。扭动时，尽量抻拉颈椎上的筋，低头时尽量
低，抬头时尽量高。反复做七次，动作要缓慢，切不可用力过猛。年
纪大的人如果抻拉颈椎有困难，可轻轻活动。

前后左右活动颈椎，目的是抻拉连缀颈椎的筋脉，而不是在晃
头。每天抽出十分钟做一下这个动作，不仅可缓解颈肩不适，还能防
治颈椎病。

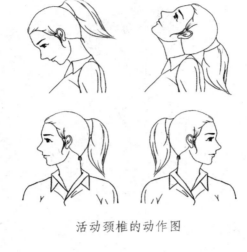

上下左右扭转颈椎可缓解肩颈不适。活动范围适可而止。

活动颈椎的动作图

搓揉脖子——预防高血压

搓、捏、掐、揉、按脖子两边的大筋，可缓解头痛，预防高血压。

从经脉的角度来说，胆经送气血到头部，胃经送气血到面部，膀胱经送气血到人的背部和头的后部，如出现冲头痛、目似脱、项似拔等病症，都是膀胱经有病的表现。

如果胆经、胃经、膀胱经等经脉不通畅的话（比如有血栓），我们就会感到头发木、发沉；如果经脉通畅但里面的营养物质偏少的话，血就上不来，头也会发麻或发晕。这时，人体就会调动肝经生发气血前来救急，于是就会出现高血压。

明了理，就便于医治。这种情况下，我们首先要治疗和疏通的是胆经、胃经等病脉，而不是强压肝火。

揉搓颈项两边可以缓解颈项两边大筋的紧张度，对胆经、三焦经的通达都有好处。

心肾相交法——预防耳疾

耳聋、耳鸣是现在的常见病症，该病在西医那里比较棘手。如果用激素重调元气的方法，对年轻力壮者而言比较有效，其突发病例可以治愈；可对于年纪大、元气虚的人就不尽然了，用激素治疗可能刚开始有效，但时间一久就无效了，甚至导致终身不治。

首先，我们要弄清楚造成耳病的原因。人体一共有六条经脉与耳部相关：首先是督脉，督脉髓海不足，则脑转耳鸣，"耳者：宗脉之所聚也"；其次是三焦经，三焦经"从耳后入耳中，出走耳前"，三焦不通就会"耳聋浑浑淳淳"（耳鸣）；然后是小肠经，小肠经"循颈上颊，至目锐眦，却入耳中"，小肠经受寒、心情焦虑都会引发耳部疾患，因为心与小肠相表里，心开窍于两耳；胆经"上抵头角，下耳后"，如果过度压抑或受寒也会造成耳鸣；再者，《内经》言，"肾开窍于两耳"，所以老年人的耳鸣、耳聋通常与肾气衰败有关。

要想预防耳部疾患，首先要心情开朗，不要过分压抑或焦虑；其次要避开风寒；同时还要加强锻炼。

锻炼的方法为"心肾相交法"，我在《从头到脚说健康》一书里详细介绍过，鸣天鼓、按摩听闻穴、手心搓脚心都能达到"心肾相交"。

在日常生活中，我们还可以经常"提耳""摩耳"，即上下揉搓耳朵，直到发热为止，这也可以起到很好的养生效果。

"九鬼拔马刀势"——锻炼颈项和耳部

在健身气功·易筋经中，"九鬼拔马刀势"这个动作可锻炼颈项和耳部。

"九鬼拔马刀势"，顾名思义，就像九个鬼从后背拔出马刀的样子似的。我们要想从后背拔出一把刀，自然要将手放到脑后尽力抻拉。

具体的做法为：

首先，两手先自然伸直，身体往左旋转。

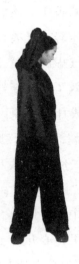

当我们的身体转到不能再转时，右手放在脑门后，手指握住耳郭，右腋张开；左手手背贴于两肩胛间，左腋紧闭。然后，身体往右转，两臂都向后扩张。

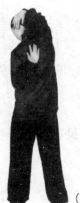

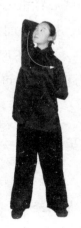

（背部）

紧接着，身体再向左下方俯身，屈膝下蹲，两肘夹紧，眼睛看左脚跟，停留片刻后，身体再向右转，展臂扩胸，动作稍停。

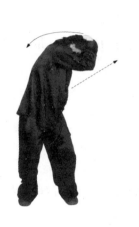
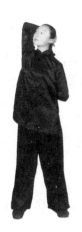

动作稍定片刻，右手放下，反手提起，以手背贴于两肩胛间；同时左手提至脑后。相反方向把这个动作再做一遍。

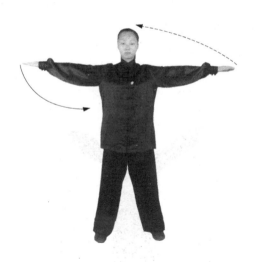

做这个动作时，要注意几个要点：

·在上身扭转时，牢牢把握下肢半马步桩的相对稳定性；

·在扭转时，保持腰、颈等重点部位的松柔，避免全身紧张；

·扭转身体时，以腰为轴，力发于腰，止于头部，好像自己的上身在扭麻花似的，但力量不要过于猛烈，扭转的幅度要与自己的承受能力相适应，不可急于求成。

这个动作，通过身体的扭曲、伸展，气息的开合，可使脾胃得到按摩，腰肾得以强健；手臂的上举、抻拉，则可带动肩背的运动，有利于疏通颈肩的关节和肌肉。

"摘星换斗势"——调治颈椎病

易筋经的"摘星换斗势"也是通过旋转头部，来抻拉、锻炼颈椎的。

"摘星换斗势"，顾名思义，就像要把天上的星星摘下来似的，您想想脖子要抻得多长，才能把天上的星星摘下来。不仅如此，摘了星之后，还得在上面忙活，要移换出一个星斗。听起来这个动作挺有难度，但真正做起来很简单。

首先，两手上举，掌心向下，眼睛看前方。

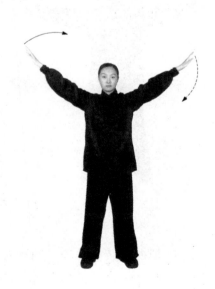

然后，左手摆到背部，放到背部的命门穴，外劳宫穴对准命门；右手往前、往左划弧，摆到左胯旁。

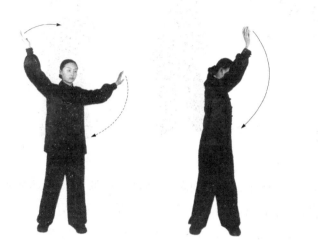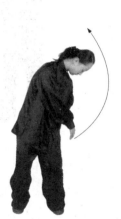

接着，右手从左胯旁慢慢地在面前提起。提起时，身体保持不动，目随手动，颈部也随之慢慢旋转。在颈部扭转到右边，不能再扭动时，稍停片刻，略微屏息，使身体内部气机壮大，然后右手缓缓落下。

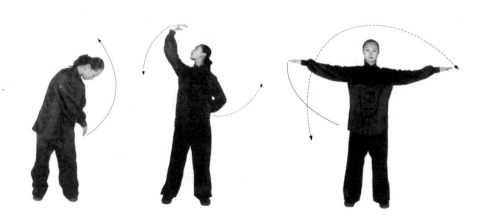

右手放在后面的命门穴上，左手摆到右胯旁，再慢慢举起，相同的动作再重复一遍。

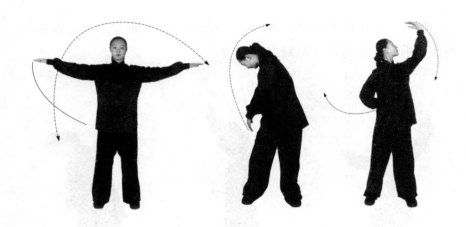

　　"摘星换斗势"可有效锻炼头部、面部、颈椎、肩膀。尽力拔伸脖子，左右扭转，这是锻炼了颈椎；手缓缓上举，这是活动了肩部。在过去，剃头的师傅治落枕就是运用了这个动作的原理，十分简便易行。

"猿提"可有效活动肩颈

　　五禽戏的"猿提"也是有效锻炼颈椎的动作。这个动作很有意思，就像一只小猴子在戏要。

　　首先，分脚站立，两手在前，手指分开，再向上抓起，成勾，就像猴子的爪子一样。

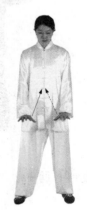
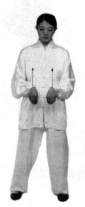

然后，两手向上提至胸部，肩膀也向上耸起；同时，提脚后跟，头向左转动，眼睛也随之向左边看。

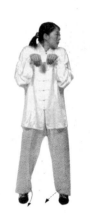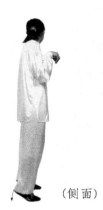

（侧面）

接着，头转正，肩膀下沉，脚跟落地，这个时候，猿勾变回掌，掌心向下，眼睛向前看。然后，两掌在身体前方缓缓下按；最后两手放在身体两侧。

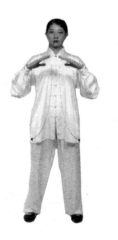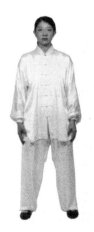

同样的动作，朝右边再做一遍。

"猿提"这个动作，通过双肩的上耸，颈部的伸缩，有效锻炼了肩背和颈部；头部压紧并向左右扭转，可抻拉颈椎经脉；脚跟向上提起，又可抻拉肾经和膀胱经。所以，经常做猿提，可让肩膀、颈部、腿部都得到充分的锻炼。

调节心情养内脏，"五劳七伤往后瞧"

五劳与七伤

中医讲，人之所以得病有很多原因，其中最重要的就是五劳与七伤。

◆ 五劳

五劳的"五"，是指肝、肺、脾、肾、心这五脏。

五劳分别是"久视伤血""久卧伤气""久坐伤肉""久立伤骨"和"久行伤筋"。即看、卧、坐、立、行时间长了都不好，都对身体有伤害。具体内容我在《从字到人：养生篇》中有详细解释，不再赘述。

◆ 七伤

七伤指的是自然、寒暑以及我们不正确的生活方式对身体造成的伤害。

具体说来，七伤的病因，一为太饱伤脾；二为大怒气逆伤肝；三为房劳过度，久坐湿地伤肾；四为过食冷饮伤肺；五为忧愁思虑伤心；六为风雨寒暑伤形；七为恐惧不节伤志。

太饱伤脾

人总有贪婪之性，一看到好东西就想吃，这本无错，但要有节制。我们吃饭吃到七八分饱就可以了，吃得过饱，会伤害脾胃。

老人们经常有脾胃的问题。为什么呢？因为老人过日子节俭，剩菜、剩饭了就觉得浪费，怕坏了，干脆就打扫打扫，本来已经吃饱了，又多吃了那些剩菜剩饭。这一撑，就容易得心脏病。中医认为，心（火）为母亲，脾胃（土）为孩子，这叫"火生土"，当孩子运化

从头到脚说健康2

96

这些食物时感到气不够用了，就只能向母亲去借，于是产生了"子盗母气"的问题，从而导致心脏病。

吃得过饱会伤脾，吃得太好同样也会伤害脾胃和胰腺。不是说我们不能吃海参、鲍鱼这类高营养的食物，而是在吃这些食物的同时，一定要记得锻炼身体，让身体能保持旺盛的脾阳之气，来运化这些食物。

现在，都市人吃的食物营养价值太高，蛋白质含量过高，难以消化，所以很容易出现便秘的问题；而在农村，人们吃得并不精细，常能吃点粗粮，所以他们的脾胃功能就比较强健，尤其大肠的功能会很好。

说到粗粮，我再多说几句。现在我们生活条件好了，很少吃粗粮，其实，偶尔吃点粗粮，对身体是很有好处的。现在，有的人喜欢大把地吃维生素，但却不知道有些维生素就是从食物中提取出来的。

我们都知道唐代的名医孙思邈，当时他就发现，贵族阶层都容易得脚气病，即我们现在说的"香港脚"。香港脚这个名字是怎么来的？在过去，内地居民还不太富足，而香港人有钱，吃得比较好，于是患脚气病的人很多，人们就把这种富贵病叫作"香港脚"。孙思邈在唐代就认识到了"香港脚"的问题，当年可没有维生素 B 啊什么的，孙思邈就用"白皮粥"（略带糠皮的米煮的粥）治好了脚气病。

我们不要小看了粗粮，平时适当多吃一些粗粮以及一些高纤维的食物，对提高肠胃的消化和吸收功能很有帮助。

吃饭不能吃得太饱、太好。那饭要怎么吃才好呢？我一直提倡的原则是：食物越花着吃越好，吃应季的最好。

怎么花着吃？中医上讲五色对应五行，五行补五脏。那我们吃饭时，可以吃得颜色丰富些，青赤黄白黑的食物都有最好，比如黑的木耳、白的百合、绿色蔬菜，等等。另外，吃任何东西，都不要一吃吃到底，比如，喜欢吃豆腐，也不要天天吃，太多的大豆蛋白也不利于人体的消化吸收。

吃饭还讲究吃应季的食品。比如，夏天正是收麦子的时节，麦子经过磨制，就成了面，所以夏天吃面就很好，可以大补心气。像山西人、陕西人都喜欢吃面食，吃面食心气就足，心气足了脑子就聪明，想事情周到，像山西出那么多厉害的晋商，这跟他们的饮食也是相关的。

大怒气逆伤肝

郁闷、生气，对肝脏的损伤是最大的。而肝经绕着人的生殖器循行，所以，生大气就会伤害人的性功能。对于男性来说，大怒伤肝，容易出现性功能障碍；对于女性来说，肝经绕着子宫、乳房循行，一生气，就有可能伤乳房、子宫，像乳腺病、子宫肌瘤等病症，多与生气、郁闷有关。

生气对人体造成的伤害很大，要避免这些疾病，我们首先就要尽量保持心平气和的状态。如何才能做到少生气呢？我提两个建议：

第一，"装聋作哑"。什么叫"装聋作哑"呢？就是有哪句话您觉得不好听了，不爱听了，您就当没听见，转身走了就好了，千万不要放在心上，伤害自己的身体。

第二，人活着，要单纯阳光，说话做事可率直些、坦率些，有什么郁闷的事情最好都能吐露出来，多与家人朋友互相交流和沟通，不要把气都憋在心里。

中国人比较含蓄，任何事情都喜欢闷在心里，这从养生的角度来说，是非常有害的。我们要学着宣泄自己的感情，多找找疏泄的渠道。

生活中，如果谁说了一句您不爱听的话，我建议您要么转身一走了之，要么干脆就直接告诉他，这话我不爱听，你下次别说了。千万不要憋在自己肚子里，结果越想越生气，再长出个肿瘤来，多不划算呀！还不如当时就一句话顶回去，自己不憋了，让对方憋着得了。

其实生活中有什么大不了的事情呢，坦诚地与对方和解、沟通，没有过不去的坎。只要坦诚相见，大家都可以做朋友。夫妻间就更是了，吵架了，谁也不想先开口道歉，那就多用肢体语言表达一下，拉拉手、搂一搂、抱一抱，心也就平了。

习练健身气功，更要避免生气的问题。这一点我要特别强调一下：锻炼完之后，不能马上与人有口舌之争，不能一下子就生大气，因为越是在这个时候生气越危险。在练功后，我们的气机是顺畅的，此时如果马上堵了一口气，会比平时堵得更厉害。就好像练静坐，静坐的时候，整个人的精气神是定住的，这时如果突然有人在你背后拍一下，那你就会"魂飞魄散"，比平常受的惊吓大得多。

在锻炼完以后，最好多走动走动，聊聊天，大家凑在一起高兴高兴，多疏散疏散身体的气机，这可让气机更顺畅。

久坐湿地伤肾

第三个伤是房劳过度、久坐湿地伤肾，这与五劳中的"久坐伤肉"类似。

"久坐湿地"并非指人长时间坐在湿的地方，而是指人久坐不动，结果臀部出汗，这对肾是有伤害的。

过食冷饮伤肺

过食冷饮是现代社会的一个大问题，现在生活条件好了，家家都有冰箱，儿童、年轻人都特别爱吃冷饮，几乎天天都吃。现在，小孩儿反复犯咽炎、扁桃体炎的很多，这多与过食冷饮伤肺有关。

过食冷饮的问题我在每本书里都会谈到，无非是希望引起读者朋友的充分重视。人的生命只有一次，我们不要到病入膏肓时才知道后悔，不吃冷饮并不是多大的难事，管好我们这张嘴就可以了。

忧愁思虑伤心

现代人生活压力都很大，几乎在每个年龄段都有忧虑的问题。年纪小的，想着考试升学，怕考不上大学；壮年人，生活压力和工作压力都很大，上有老，下有小，怕失业，又怕没时间顾家，困境非常多；年纪大的老人呢，总操心下一代的事情，还怕生病，怕死。人的一生，真的是活到老，忧思到老。天地万物、世俗生活，都给了我们太多烦忧的事情。

而所有这些忧愁、思虑，对我们身体而言，都是一种伤害。如何能够做到不忧愁思虑呢？——学文化吧，再能略通医道就更好了。

风雨寒暑伤形

风雨寒暑伤形，就是说天地自然的风、雨、寒、暑，都会影响我们的身体。

现代社会，"风雨寒暑"倒是很少能伤害我们了，因为我们现在出门就坐车，很少被风吹、挨日晒，但这并非好事。没有经历风雨，如何见到彩虹？过于安逸的生活，使我们远离了太阳，远离了自然，对筋骨和肌肤没有什么好处。

除了常晒太阳强壮筋骨外，中国民间所说的"春捂秋冻"也很有道理。秋天虽应适当早晚增添衣服，但还是要让身体稍微冻一点为好，这对强壮我们的肌肤腠理很有帮助。

现在得中风的人也是越来越多了，原因就是里虚，您看二战时在敞棚飞机上的飞行员咋没一个歪鼻子歪脸下飞机的啊？他们身体好，所以风怎么吹都没事儿。

恐惧不节伤志

恐惧不节伤志就是经常有恐惧的心情，而不懂得节制，就会伤害肾脏。

肾伤了，一个很明显的病症就是重度抑郁。抑郁症的浅症有可能表现为怕见光，比如一回家就挂窗帘，或不愿意与人交往；重症则有可能造成老年痴呆。

旋转手臂往后瞧，祛除五劳与七伤

外界自然、工作生活以及七情六欲都有可能对我们的身体造成伤害，除了养成良好的生活习惯以外，如何通过体育锻炼来护佑我们的健康呢？

八段锦中的"五劳七伤往后瞧"就是一个针对五劳和七伤进行保健的动作。这个动作的核心要领有两个：

一是转头，即"往后瞧"这个动作。眼睛使劲往后看，眼神向后转移，这就锻炼了颈部后面的大椎穴。大椎穴是一个非常重要的穴位，人体几乎所有的阳经都经过大椎穴，比如，督脉、小肠经、三焦经、膀胱经等。七伤是外界天地自然对我们身体的伤害，这种伤害必先伤阳的层面。这个动作通过扭动大椎穴，就是靠提升阳的作用来使身体内产生变化，对抗外界的伤害。

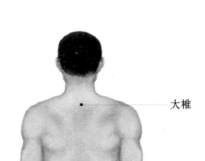

大椎

大椎穴示意图

二是旋转手臂。在这个动作里，手掌心先是向后的，随着"往后瞧"，手掌心充分外旋，直到掌心向外，然后再内旋回来。在旋转手臂的过程中，其实也是把腋宣开了。腋部走的是肝经，旋转手臂，使人体的阴经阳经都得到了锻炼。

对于我们的手臂，阴经在前，阳经在后，手臂从里转到外，再从外转到里，其实是把阴经、阳经都打开了。五劳是内伤，阴经主内；七伤是外伤，阳经主外。所以，这个动作在旋转手臂、锻炼阴阳经脉的过程中，可达到防治五劳七伤的目的。

具体的做法为：

首先，两脚开立，微微屈膝，与肩同宽，两掌按于胯旁，掌与胯大概有一拳的距离。身体保持中正，头视前方，下颚微收。两手放在胯两侧时，就像在按着浮于水面的两个球一样，球有浮力，手要把这个球按住。

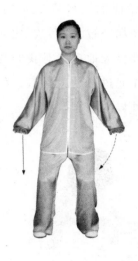

然后，缓缓起身，腿站直，两手下垂，两臂外旋，大概旋转
45°；同时，头向左后方旋转，转到不能转，这样就压紧了大椎穴。
做这个动作时，要稍微停顿一下，闭一闭气；这时重心在脚前掌，
虚脚后跟。

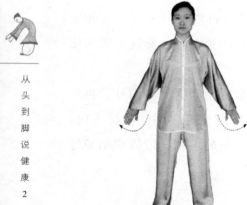
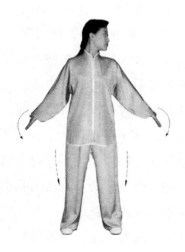

再放松，身体重心缓缓下降，微微屈膝；头转正向前，目视前
方；同时，两掌再内旋回来，按于胯旁。

同样的动作，在右边再做一遍。

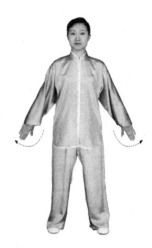

这个动作，一左一右为一遍，一共要做三遍。

扫码观看视频第二十三讲：

五劳七伤往后瞧

第三节　肩背部锻炼法

肩背疼痛目前是"世界级"的医学大问题，国外甚至为此专门建立了"疼痛学"。

肩背疼痛往往跟心理压力过大、情志不畅和性生活不和谐有关。

从经脉来看，肩背部循行的主要是阳经，如手阳明大肠经、手太阳小肠经、手少阳三焦经、足太阳膀胱经、督脉等。人体阳气不足、肺气不足、三焦不通、膀胱经不通，都会引起肩背疼痛或怕冷。下面我就介绍几个锻炼和调理肩背部的方法。

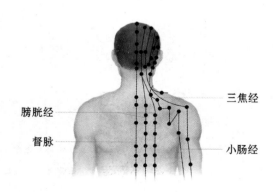

督脉、膀胱经、小肠经、三焦经都循行背部。

张开两臂左右转，防治肝病好方法

　　这个动作很简单。身体正坐，两手交叉抱于脑后。然后，扣紧双手，两臂外展成一平面。先向左转，转到不能再转时，屏息一会儿，归正位。再向右转，屏息一会儿，缓缓地归正位。反复做六次为佳。我们要注意：左右转动时，两臂要始终保持平面状态。

　　这个动作的原理在于：要活动肩背，先要活动两臂。两臂外展，就松开了两腋。两腋的放松，可以散开肝气的郁滞。所以，这个动作是锻炼肩背、去除肝气郁滞的有效方法。

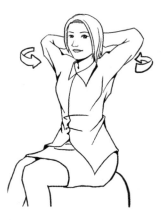

左右转动时，两臂要始终保持平面状态。该动作可防治肝郁。

张开两臂左右转

按揉缺盆，防治感冒

　　肩部有一个非常重要的穴位——缺盆穴。人体中很多重要的经脉都途经缺盆穴，如胃经、小肠经、胆经、膀胱经、三焦经等。缺盆穴是心统摄五脏六腑的通道。所以，如果缺盆穴出了问题，那五脏六腑就会出大问题。

　　我们应该经常按摩缺盆穴。具体方法是：将手心的劳宫穴贴在缺盆处，轻轻地提捏，提捏的劲道采取"落雁劲"，就好像是"大雁落沙滩"那样，看似轻柔，但内带劲力。我们没事的时候可以多做这个动作，前文我也提过，夫妻间可以互相帮忙按摩，既增进夫妻感情，还能防病祛病。

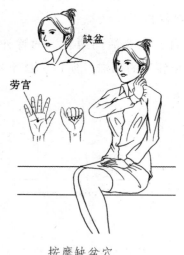

采取"落雁劲"的方式提捏缺盆穴，可缓解肩膀疼痛。

按摩缺盆穴

　　按揉缺盆穴可有效缓解肩膀疼痛的问题，对治疗小孩儿感冒也有一定的疗效。

肩背常运动，病不入膏肓

　　人体的肩背部有一个重要穴位——膏肓穴。中医典籍中有"运动膏肓穴，去除一身之疾"的说法。中医认为，病入膏肓，人便无药可救了。

　　膏肓位于两肩的肩胛缝里，第四胸椎棘突的下方，距离脊柱四指

（从食指到小指）宽度的外侧。这个穴位比较隐蔽，针不能扎进去，手也无法按到，想要活动膏肓，最好的方法就是通过自我锻炼。下面，我介绍三个开合膏肓的方法：

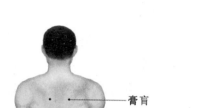

膏肓穴示意图

开合膏肓的方法一 ——双肩旋转法

两手自然下垂，中指贴住大腿两侧的"风市穴"，以肩为轴，双肩一起往前转动 10 次，这就是在"开膏肓"；然后，仍旧以肩为轴，两肩往后转动 10 次，这就是在"合膏肓"。

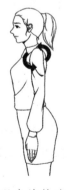

中指贴住大腿两侧的"风市穴"，以肩为轴，前后各旋转 10 次，可开合膏肓穴。

双肩旋转法

这个动作可以把膏肓活动开，充分松开肩背部，长期练习，能有效解决肩背痛的问题；而反复的前后拉伸又能使胸腔得到扩张，这也能有效防治心、肺疾病。

现代社会，我们生活、工作和学习的压力都很大，很多人一天到晚都伏案工作，很少休息，这对身体的损伤很大。伏案工作，膏肓等于一直处于"开"的状态，很少有"合"的时候，久而久之，人体的气机就都散掉了，对健康十分不利。

我一再强调健身生活化，双肩扭转这个动作简便易行，也不用专门找场地，我们在等车、等人，或者坐在办公桌前时，都可以常做这个动作，简单又有效。

开合膏肓的方法二 ——反拳捶脊法

"反拳捶脊"也是一个开膏肓的好方法。

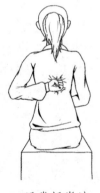

反拳沿脊柱敲打，可把膏肓穴振开，缓解肩背疼痛，疏通血脉。

反拳捶脊法

具体的做法是：把手放在人体背部，反拳沿着脊柱敲打。这样做可以把膏肓振开，又叫振髓法。久坐办公室的人可依此法经常敲打自己的背部，缓解肩背痛，疏通血脉。

开合膏肓的方法三 ——像扇子一样开合

这个动作很简单，坐在椅子上，手放在椅子的扶手上，把后背像扇子一样向前打开，停一会儿，再慢慢挺胸，收紧后背，往后挤压脊柱。如此反复几遍。这个动作可打开和挤压膏肓，做完几次后，人会感觉周身清爽，肩背疼痛明显减轻。

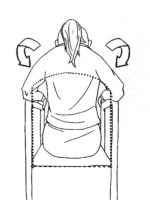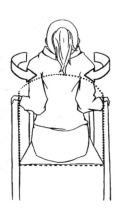

把后背像扇子那样打开和收紧，可让周身清爽，肩背疼痛明显减轻。

扫码观看视频第十四讲：
肩、背、腰部锻炼法

心肺功能强健法——"倒拽九牛尾势"

我前面介绍的开合膏肓法，都是将两边的膏肓穴同时打开，或者同时合上。健身气功·易筋经里的"倒拽九牛尾势"能一边开膏肓穴，另一边合膏肓穴。这个招式的动作设计十分巧妙，同时开、合膏肓穴，能有效锻炼人体的心肺能力。具体做法是：

首先，左脚向左后方45°退步，两手同时握拳，左手向后下方摆，右手向前上方画弧。

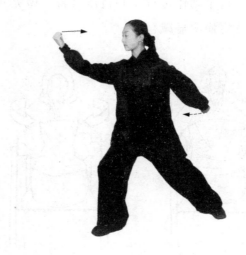

　　然后，右手往身体外侧旋转，左手往身体内侧旋转。两手都像拽着九头牛的尾巴一样，使劲往回收，重心向后。这时，要含胸、低头、屈肘，两手都往内收。这样就做到了左边开膏肓，右边合膏肓。

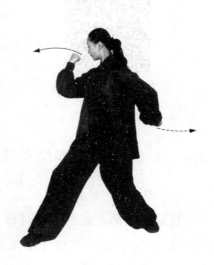

　　接着，身体重心往前移，两手臂都放松，前后伸展，就又好像前后被九头牛拉开了一样。

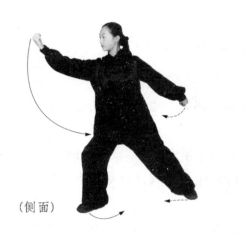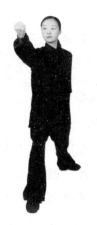

（侧面）

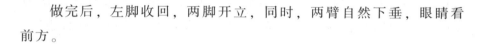

　　做完后，左脚收回，两脚开立，同时，两臂自然下垂，眼睛看前方。

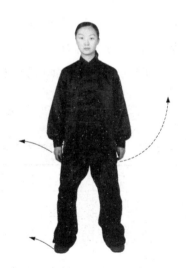

　　这一组动作做完后，相反方向再做一遍。

　　肺气虚或由于心气衰而导致后背疼痛的人，可每天坚持习练此式，会起到很好的调养效果。

改善呼吸功能法——"出爪亮翅势"

健身气功·易筋经的"出爪亮翅势"也是一个通过开合膏肓来锻炼身体的动作。

"出爪亮翅"中的"爪"即是指手;"翅"是指肩胛骨。顾名思义,"出爪亮翅"就像亮出翅膀那样张开两只肩臂和手掌。这个动作是通过活动肩胛骨来开合膏肓的。

中医里讲三魂七魄。比如,魂是肝的神明,东方为肝的本位,在八卦里为震位,其数为三,所以跟肝有关的动作一般要连做三次为佳;魄是肺的神明,西方为肺的本位,在八卦里为兑位,其数为七,所以跟肺有关的动作一般要做七次。

"出爪亮翅势"这个动作主要是锻炼肺气的,所以最好是能面朝西方进行练习,次数以七为佳。练功的时候,可以想象前面有一个大月亮,因为月亮为太阴,与肺的太阴属性相合,对增加锻炼效果有帮助。

五行与五脏、五方和五神的对应关系表

五行	金	木	水	火	土
五脏	肺	肝	肾	心	脾
五方	西	东	北	南	中
五神	魄	魂	志	神	意

具体的做法为:

首先,两脚开立,两臂向上抬起,缓缓前伸,环抱至体前。

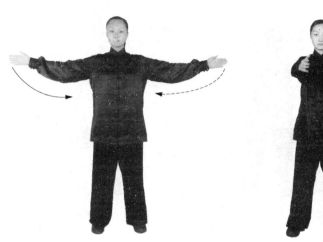
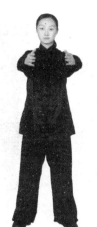

　　然后两臂内收，两掌立于肩前。这时，要展肩扩胸，把后面的膏肓压紧。这是合膏肓的动作。

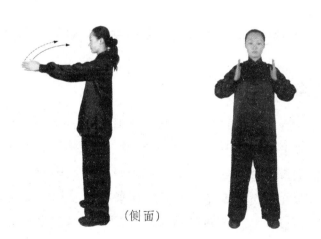

（侧面）

　　合膏肓完毕后，两手再慢慢向前推，直到把后背完全打开。这样，后背的肩胛、膏肓也就完全打开了。这是开膏肓的动作。同时，掌心逐渐向前推，指尖向上。

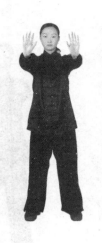
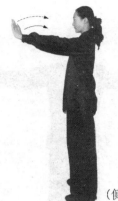

（侧面）

以上动作一共做七次。

这个动作开合了膏肓，通过伸臂推掌、屈臂收肘、展肩扩胸等动作，可锻炼人体的心肺功能，调节人体呼吸及全身气血运行。

去"火"妙法——"摇头摆尾去心火"

人为什么会上火？

在日常生活中，我们经常会说"我上火了"。那么，火到底从何而来呢？一般来讲，"上火"有几大原因：①胃有寒，拱阳明火上行，容易形成痤疮等。②肾有寒，逼肾阳外行，成虚阳外越。从人体讲，人体的火应藏在小腹丹田处，当下焦有寒邪时，火就守不住了，轻则口腔糜烂，咽喉肿痛，重则虚阳外越。③所谓"实火"，一般指心阳太盛，但通常也是由肾精不足，不可制约心火而导致。要弄清楚这个问题，我们首先要了解一下五脏之间的关系。

◆不上火的秘密——肾水与心火相平衡

中医认为，五脏与五行相对应。

在五脏与五行的对应关系中，心在最高处配火；然后是左肝右肺，肝配木，肺配金；下面是肾，肾配水；中间脾胃配土。

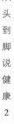

用五行来界定五脏，一是可以形象地表达五脏的功能，二是可以表达五脏之间相生相克的关系。中医重整体观，它认为五脏同五行一样，要相互制约，人体才能良好地运行。

比如，火性为"炎上"。"炎上"包含两层意思：一是"炎"，"炎"是两个火，所以是热的意思；第二为"上"，表示火是上行的。

五行中的火与五脏中的心相对应，心火的本性是上行的，如果没有其他因素来制约它的话，那就会"上火"。

我们都知道，水的特性是"润下"。"润下"也包含两个含义：一是"润"，即它的特性是非常滋润的；另一个含义是"下"，它的运动方向是往下行的。

五行中的水与五脏中的肾相对应。如果肾水总是往下流，而没有其他因素来制约它的话，轻则腿发沉，重则腿水肿，尤其是脚踝、膝盖等大关节处，水肿会比较严重。

所以，在人身体中，肾水与心火是互相制约的。健康的身体中，肾水可以上行滋润心，这样心火才不会一直上炎；反之，心火也可以下行温暖肾，这样肾水也就能上行滋润身体。所以，不上火的秘密就在于肾水与心火相平衡。

当肾经经气不足，不能带动肾水上去滋润心，敛不住虚火的时候，心火就会一直上炎，人就会"上火"，就有可能患干燥症、口腔溃疡等病。所以在治疗上，我们就要从补肾阳这个角度去温润寒水，从而收敛心火，而不是一上火就吃消炎药，那样越清火就越灭阳气，会加重病情。

要想补肾阳，一可以用药物，二可以通过体育锻炼。肾与膀胱相表里，我们可以通过锻炼膀胱经来补足肾气，降低患病的概率。

◆ 细嚼慢咽利消化

肾水上行有一个象——满口唾液，所以中医里有"唾为肾之液"的说法。

口中有唾液，实际上是身体健康的标志。因为元气藏于肾，而唾又为肾之液，所以，唾液可是人体的宝贝，我们不要轻易浪费它。

现在因为生活节奏快，很多人吃饭都很快，跟打仗一样，从养生角度来说，饭一定要慢慢吃，要细嚼慢咽。

为什么要细嚼慢咽呢？西医认为，在我们细嚼慢咽的时候，口中能产生一种叫"消化酶"的物质，可促进食物的消化吸收；这用中医的话来说，其实就是让肾液和食物充分搅拌，产生润泽的作用。另外，因为元气藏于肾，所以肾水是非常有营养的，如果我们能够细嚼慢咽的话，对身体很有好处。

摇头摆尾疏心热

八段锦里有很多夹脊、抻拉手臂、转动颈椎的动作，这其实就是在锻炼肩背，活动开人体的阳经，特别是可以有效地锻炼肩井穴和大椎穴。

八段锦中的"摇头摆尾去心火"就是锻炼督脉、膀胱经、肾经的一个重要动作。可通过锻炼膀胱经，补足肾经经气，以使肾水上行，收敛住心火。

具体做法是：

右脚向右侧旁开一步，两掌上举，屈膝下蹲成马步（下蹲有困难的人，蹲得高一点也没关系）。

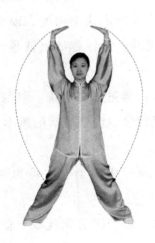

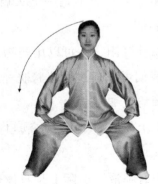

起身，身体向右侧倾斜，然后俯身，胸口朝地，上体向右倾，眼睛看着右脚。

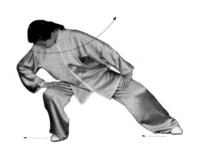

身体重心左移，同时，头往前、左摇摆，身体也随着旋转，眼睛看着左脚。

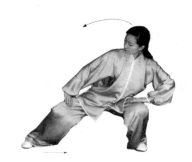

身体重心右移，成马步；同时，头向后摇，上体立起，随之下颌微收，眼睛看前方。

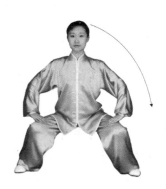

同样的动作，在右边再做一次。这个动作，一左一右为一遍，共做三遍。

"摇头"不算太难，这个动作的关键在于"摆尾"。

"摆尾"真正动的点是督脉的根部尾闾处。所以，"摆尾"是通督脉的动作。古人把这个过程比喻为"过三关"：即尾闾关、夹脊关和玉枕关。要过三关，分别要坐羊车、鹿车、牛车这三趟车。

第一关：过尾闾，拉羊车。

第一关是要过尾闾，即要转动尾巴骨，这需要长期的练习，一般人不容易做到。

从尾闾到夹脊，气机过得非常慢，古人把这个过程比喻为羊车。就是像羊拉车那样特别慢。羊还有一个特性——有狠劲，它有决心、有意志，过不去也得过。所以这动作就像羊拉车那样，慢而有力地转动尾闾，通过摆尾把气机提上去。

第二关：过夹脊，乘鹿车。

第二关是要过夹脊，夹脊是人的后背夹住脊柱的那一块区域。这一关气机过得比较快，古人比喻为鹿车——就像小鹿那样，特别轻盈。气机只要过了尾闾，就能很轻盈地上去。

第三关：过玉枕，拉牛车。

再往上的第三关是玉枕关，即大椎穴到脑的这一区域。这块区域就是我们平时靠枕头的地方，古人给它起了个很好听的名字——玉枕。

从玉枕穴上行到脑，再到人中穴，是气机入脑的一段路，这段路也非常难走，需要大力气。古人比喻为牛车。牛车就是力量特别大的车，走这条路，光靠羊的狠劲已经不行了，要有牛那么大的力气才能走过。

所以，动尾闾过"三关"是非常难的。人在进化的过程中，尾巴已经退化掉了，所以不能像小猫小狗那样，通过摇晃尾巴来锻炼督脉。我们平时很少能活动到尾闾这地方，而"摇头摆尾去心火"让我们重新活动开了尾闾，有效锻炼了脊柱、督脉；头部的旋转、摇摆，还可刺激大椎穴，达到疏泄心热的效果。

扫码观看视频第二十四讲：

摇头摆尾去心火

第四节　胸腹部锻炼法

中医将人体胸腹部的脏器分为两个部分，胸腔内被肋骨包住是五脏，腹腔内的是六腑。

循行于腹部的经脉有任脉、冲脉、胃经、脾经、肾经、肝经等，脏腑有胃、大肠、小肠、膀胱等。腹部又以肚脐（神阙穴）为界分为上下两部分。肚脐以下的少腹尤为重要，女人的胞宫、男人的精室以及道家所说的丹田都在这个地方。所以，腹部是人运化、生养的重要部位，它的锻炼非常重要。

五脏由于有肋骨的保护，不容易受伤；但同时也不容易被按摩到。六腑都在软软的腹腔内，很容易按摩到。

五脏和六腑互为表里，所以按摩六腑，不仅可以直接作用于六腑，还可以间接作用于五脏。这种认知也是中医最为奇妙的地方。

扫码观看视频第十五讲：
胸肺部锻炼法

我们要想锻炼五脏，要么通过自我锻炼的方式，要么通过脏腑的表里关系按摩相应的六腑。比如，肺与大肠相表里，那么按摩大肠就相当于按摩了肺。

双臂上举舒胃气

这个动作很简单，就像我们平时伸懒腰。前面我们说过，当胃气不足时，人体出于自保，会不自觉地做出伸懒腰这个动作，以扩展胸腔，补充气机，让胃气肃降。

双臂上举，模仿伸懒腰的动作，可扩张我们的胸腔，让心、肺、胃得到舒展；这时，气血通畅，体内废气也更易于排出；同时，双臂上举有扩胸的动作，可调节心肺的呼吸，从而让人体的气机充足，加快各个脏腑的运化，减轻疲劳。

这个动作尤其能让胃气得到舒展，所以是健脾胃的最简单的方法。胃为人的后天之本，造血之源，所以这个动作要经常做。

"两手托天理三焦"——疏通气血，预防肿瘤

清除三焦瘀滞，不再谈癌色变

导引术都是从生活中来的，伸懒腰这个动作在健身气功·八段锦里的"两手托天理三焦"中就得到了很好的诠释。这个动作可有效梳理人体的三焦，顺畅全身的气血。

"三焦"具体指的是什么呢？人体的五脏六腑之间存在一个系挂，它就像一个立体的"网"，悬挂、连接着心、脾、肝、大肠、小肠等脏器。这个系挂在中医里被叫作"水道"，也就是三焦。

三焦在人体中的地位非常重要，被称为"孤府"，它既是一个相

对独立的部分，但又不是具体地指哪儿。《黄帝内经》中将三焦叫作"决渎之官，水道出焉"，即交通枢纽的概念。

三焦一定要通畅，如果三焦不畅，人体内就会有瘀滞。瘀滞在西医里被称为肿瘤，或者叫作细胞的无序生长，也就是我们现在常说的癌症。我们现在总是"谈癌色变"，而癌症与三焦有着非常密切的关系。肿瘤早期多从三焦这个系统里出现，后又通过三焦这个渠道进行转移。

三焦的调理非常重要。我们在平时生活中，要多做"两手托天理三焦"这个动作，可有效预防肿瘤。

顶天立地，屏息夹脊

"两手托天理三焦"的具体做法是：

首先，要"立地"，即肩井对涌泉，百会对会阴。然后阴掌心向上，双手交叉放在腹前，两手与肚脐形成一个三角。

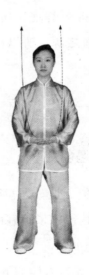

这个动作将气机收在了下焦丹田。两手合抱于腹前时，不要抱得太高，因为手在哪儿，气就在哪儿。手太高，气就往上走，对于老年人来说，如果手抱得太高，气往上冲，容易出现高血压。

双手合抱的同时，两腿微屈，这就达到了"八虚"的效果：虚两腋舒肝气；虚两肘舒心肺气；虚两髀舒脾气；虚两腘窝舒肾气。

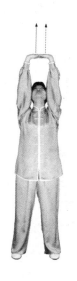
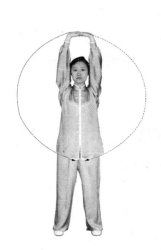

然后两掌慢慢举到胸前，再往内旋转向上托起，掌心向上，即是一个"顶天"的动作。此时注意几点：

·当两掌向上托起并上举时，最关键的一点是掌根一定要上撑，这样才能打开手臂上的阴经，也才能抻拉整个后背。

·手臂上举时，注意要用两臂夹紧耳朵，因为三焦也是走耳部的。年纪大的人手臂上举时可慢一些，根据自己身体的情况调整上举的高度。

·两掌向上托起并上举，举到最高点的时候，要稍微定住，屏息一会儿。屏息就可让我们的气机在五脏六腑之中鼓荡一圈，即"内按摩"，用气机按摩我们的五脏六腑。

·两臂上举并屏息，除了按摩内脏，也锻炼了人体的膈肌。经常锻炼膈肌，可延缓衰老。人体衰老的一个明显的表现，就是越来越容易气喘。比如，稍微走几步或稍微上几层楼梯就累得气喘吁吁的，这其实就是身体老化的表现。动不动就气喘吁吁，说明膈肌无力了，不

能 "气沉丹田"。要想让气沉到丹田，膈肌的力量必须要大，全身的气机必须要足，这都需要健康而有活力的身体。

· 双臂上举时也有一个夹脊的动作，对活动背后的膏肓穴很有好处，可舒缓背部的疲劳感。

最后，两腿微屈，两臂分别在身体两侧缓缓下落，然后两掌捧于腹前，目视前方。此时，身体的重心要缓缓下降，气往下走，全身都放松下来。

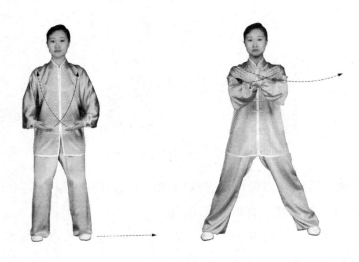

此动作双臂上举、下落为一遍，共做六遍。

"两手托天理三焦" 这个动作，通过双手上托，缓缓用力，可有效抻拉手臂、肩背，使三焦通畅、气血调和；同时，双臂反复地上举、下落，还可锻炼肘关节、肩关节和颈部，有效防治肩背病、颈椎病。

扫码观看视频第二十一讲：
双手托天理三焦

双手对拉，调理脾胃

手臂的上举、下落，都可牵拉腹腔，调理内脏。上面介绍的是两手上举的健身法，现在再介绍一个单手上举、两手对拉的健身法——八段锦里的"调理脾胃须单举"。

"调理脾胃须单举"——开阴经，调肝胆

调理脾胃须单举的具体做法为：

首先，两腿屈膝，两个手掌做抱球状，捧在腹前。

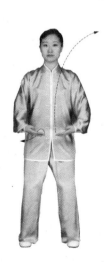

然后，左手抬起来，往上撑，右手往下按。这叫左手顶天，右手按地。注意：左手往上举时，一定要掌根往上撑，中指指尖往下回勾；而右手在向下按时，也要掌根下按，中指向上勾；左肩往上举，要尽力向外、向后展。

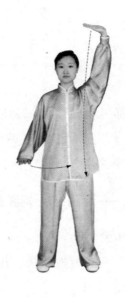

　　动作稍停片刻，左手自然下落，右掌收起来，两手放在腹前。然后右掌向上抬起，上举，顶天，左手往下按。相反方向把这个动作重复一遍。

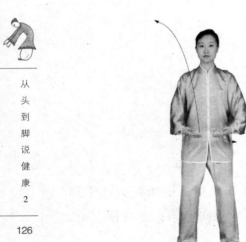

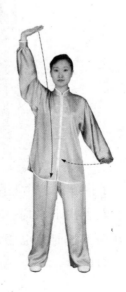

　　最后，两手再自然收回，落在腹前。

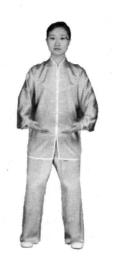

在这个式子里，很关键的一个动作是阴掌外撑。

前面我们讲起势的时候详细讲过"阴掌"和"阳掌"的问题。在"调理脾胃须单举"中，用的就是阴掌。

无论是上撑的手，还是下压的手，都是靠阴掌打开了阴经，锁住了阳经；而这一升一降，就是一开一合。所以这个动作正是健身气功中最讲究的"升降开合"。

另外，在做这个式子的过程中，左右两手交替上托，通过左右上肢一松一紧地上下对拉，可以牵动腹腔，对脾胃起到按摩作用。同时，对两肋的经脉也能起到很好的调理作用。

两肋是肝经、胆经循行的部位，所以"调理脾胃须单举"这个动作首先是调理肝胆的。那为什么这个动作叫"调理脾胃"呢？因为要想调理脾胃，核心在于调理肝胆。

中医的理论基础在于阴阳五行。从五行的相生相克来看，木克土，肝胆是木，脾胃是土，肝胆会克制脾胃。所以，如果想不让脾胃这个土被肝胆这个木克，首先需要锻炼好肝胆，让肝胆宣开。

通过双手对拉，交替上举、下按，可抻拉两肋的肝经和胆经，从而达到养护脾胃的功效，这就是"调理脾胃须单举"的核心。

生活习惯好，肝病不来找

说到肝脏的调理，我们首先要了解一下人得肝病的原因到底是什么，这样才能有的放矢地预防肝病。

· **生气伤肝**。生气、郁闷会让肝经瘀滞，从而使肝的生发功能受损。

· **喝酒伤肝**。喝酒会增加肝疏泄的负担。

· **熬夜伤肝**。如果夜里十一点到三点总是不睡，就会伤害肝胆。因为这个时候是胆经和肝经当令的时候，肝胆长期得不到养护，必然会受损。我们常说"肝胆相照"，肝和胆的问题是一荣俱荣，一损俱损的。

· **惊吓伤肝**。比如家长总在吃饭时训斥和吓唬孩子，这首先会导致孩子的胃受损害，其次肝胆也会受到伤害。

· **纵欲、过度劳累伤肝**。纵欲为什么会伤肝呢？因为肝主筋，人体的生殖器都属于筋，如果房事过度，让筋出了问题，必然会影响到肝。另外，过于劳累，也会伤害到人体的手脚、腰背等各关节的筋骨，让筋的功能受到损伤，从而伤害肝功能。

· **药物伤肝**。这一点很重要，是现代社会的大问题。滥服药最伤肝，因为肝主疏泄，肝是要把我们身体不好的东西代谢掉，如果总是乱吃药，肝一定会受损。其实很多西药的说明书上都写了，服

扫码观看视频第二十二讲：

调理脾胃须单举

这个药有可能对肝、肾造成损害，只是我们平时吃药时不注意看说明书罢了。所以，我们在日常生活中一定要注意药物的问题，不要乱服药。

现在，人们工作和生活的压力越来越大，很多人逐渐地养成了作息不规律、饮食不节、易怒、滥服药等不良生活习惯，殊不知这些不良生活习惯都会对肝脏造成伤害。我们只有规避这些不良习惯，肝病才不会主动来找我们的麻烦。

"卧虎扑食势"——防治疝气、子宫肌瘤

任脉：人体的生养之本

人体的胸腹部是任脉循行的地方。任脉主一身之血，"任养诸经"，是人体的生养之本。对男性而言，任脉有病，则"内结七疝"。现在中老年男性的疝病为多发病，这多跟任脉血虚有关。对女性而言，任脉有病，则"带下瘕聚"。女性的白带、子宫肌瘤和不孕多与任脉不通有关。阴血不足者不能育胎，阳气不足者不能摄胎。现在不孕不育的人很多，到处检查也查不出毛病，其实，不孕的问题，多由任脉受损所致。

所以，为了更好地调理好生命的气血，我们就要经常地锻炼任脉，把这条"任养诸经"的经脉调养好，从而预防疝气、子宫病症。

"卧虎扑食势"是锻炼任脉的最佳方法

健身气功·易筋经里的"卧虎扑食势"就是锻炼胸腹、抻拉任脉的最佳方法。

具体做法为：

首先，两手握固，放在腰间，身体往左转。

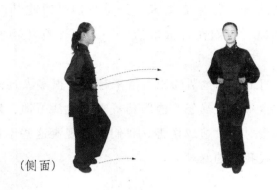

（侧面）

然后，两手放在胸前，向前扑出，扑出的时候用"虎爪"。

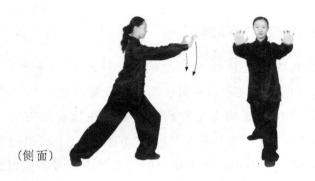

（侧面）

扑出"虎爪"后，重心向后移动，两手往回收一点，然后再向前扑出。

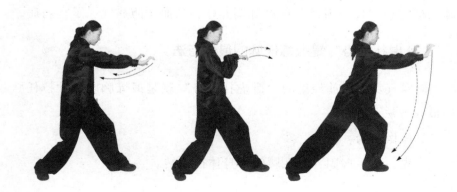

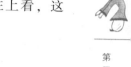
然后，上身往下俯，两"爪"下按，虎爪撑地，后腿屈膝，脚趾着地。这时，前面的脚后跟可以微微抬起一点，后面的膝盖将贴地而未贴地；然后再塌腰，胯向下用力，抬头挺胸，眼睛尽量往上看，这样就把任脉打开了。停留片刻后，再慢慢起身。

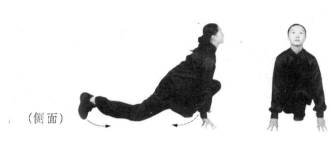

（侧面）

相同的动作，在右边再做一次。

练习"卧虎扑食势"，对任脉的恢复大有好处。这个动作里有一个挺胸、抬头的动作，可有效抻拉任脉；而且，因为要"虎爪"撑地，所以，经常做"卧虎扑食势"，可刺激指尖上的经脉，调养人体气血；另外，后腿展开，脚跟抬起，可充分舒展腿部，这能改善人腰腿肌肉活动能力，起到强健腰腿的作用。

勤练"天姿法"，人生好"性"福

"天姿法"，就是学习婴儿在妈妈肚子里的象：抱住双腿，蹲在地上。要注意：脚后跟不能抬起。

这个动作，通过下蹲、抱腿，可挤压腹部，增加膈肌的运动，来有效按摩五脏。现在，很多人时常会有胸闷的感觉，这其实就是膈肌无力引发的。常做"天姿法"可锻炼膈肌的力量，改善胸闷问题。

天姿法对高血压、心脏病也有很好的调养作用。但病人在练习的时候，动作不要过快、过猛，否则容易产生晕眩。

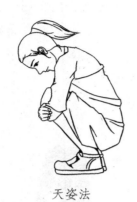

抱住双腿，蹲在地上，脚后跟不能抬起。"天姿法"可调养高血压、心脏病、尿失禁、性功能障碍等病症。

天姿法

下蹲还可以锻炼腹部肌肉、收缩盆底肌肉。所以，"天姿法"对尿失禁、性功能障碍等疾病有很好的调养作用。久练"天姿法"，可提高性生活质量，让"性"福更上一层楼。

摇一摇，摇去肠胃病

"熊运"是五禽戏里"熊戏"的一个招式，做起来特别有趣，它模仿熊的样子，摇晃腹部。这是一个强健脾胃、防治肠胃病的好方法。

具体做法是：

首先，把手做成"熊掌"的样子，即拇指和食指相依，手握空拳；两手相并，拳眼相对，放在腹部。

然后，以腰腹为轴，上身做顺时针摇晃的动作；同时，两手仍然保持"熊掌"的样子，在前胸腹部画圆。眼睛随着摇晃的方向转动。

摇晃身体时，可配合呼吸练习，在身体上提时吸气，身体前俯时呼气。

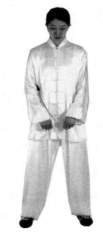

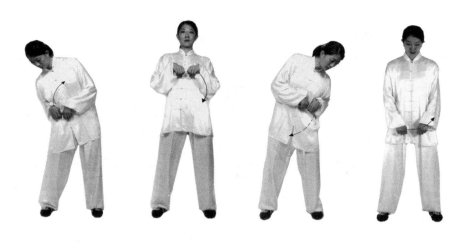

腰腹和上肢顺时针摇晃二次后，再逆时针摇晃二次。

　　这个动作的作用是，在摇晃腰部和上身、两掌画圆的时候，让人体内部的气机也随之运转，从而增强脾胃的运化功能。

　　另外，摇晃腰腹，等于是对消化器官进行了内按摩，长期练习可防治消化不良、腹胀、便秘、腹泻等病症。

与鹤共舞就是与健康相伴

　　五禽戏里的"鸟伸"，也是锻炼腹部、调节呼吸的好方法。

　　"鸟伸"属于"鸟戏"里的一个动作。动作以模仿鸟的形态而得名。这里的"鸟"既不是麻雀，也不是鹦鹉，更不是老鹰，而是中国文化里具有长寿寓意的鹤。

　　鹤这种动物体态轻盈，昂然挺拔，以优雅著称。我们在做"鸟戏"时，也要尽力模仿这种神态。

　　顾名思义，"鸟伸"就像鹤伸颈运腰的样子。它通过腿的动作来抻拉任脉，可有效锻炼腹部。

具体的做法是：

首先，两腿微屈，两手放在腹前相叠。

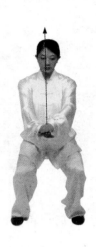

然后，手从腹部向上伸展，一直伸展到头部的前上方，掌心向下；在手向上伸展的时候，注意身体的形态：塌腰，挺胸，翘起尾闾。这与鹤伸着长颈、悠然自得的形态很像。

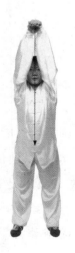 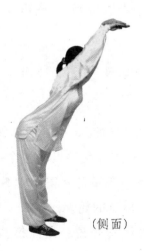

（侧面）

前面做的是鹤悠然自得走路的样子，接着就是做展翅飞翔的动作了：手往下按，腿部相应地往下蹲。

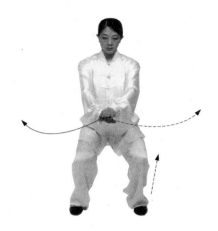

　　然后右腿蹬直，左腿也伸直并向后抬起，两只手左右展开，就像展翅飞翔一样，两手向后摆起来。

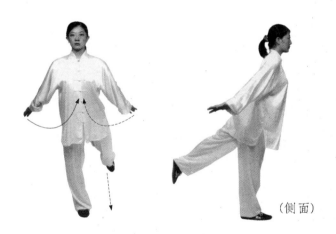

（侧面）

　　在做"飞翔"动作的时候，要注意把下颌收住，眼睛平视前方；挺胸、塌腰、翘尾闾；手尽力向后摆，身体尽力向上拔伸。这样，从大椎到尾闾的这条脊柱骨就形成反弓状，使任脉得到了拉伸。

　　前面的动作做完以后，再在相反方向做一遍。

　　"鸟伸"是有效调节呼吸的锻炼方法。两掌上举吸气，可以鼓荡胸腔；两手下按，气沉丹田，呼出浊气，可增强肺吐故纳新的功能，增加肺活量，缓解慢性支气管炎、肺气肿等病症。

另外，两掌上举可抻拉整个脊柱，从大椎到尾闾，使督脉得到牵动；两臂后摆时，身体成反弓状，这样又使任脉得到了拉伸。这种松紧交替的练习方法，可起到疏通任、督二脉经气的作用。

扫码观看视频第十六讲：
脾胃及腹部锻炼调养法

第五节　手部锻炼法

戴戒指的中医趣解

我们的五个手指上分别循行不同的经脉。

大拇指是肺经循行之处。肺主一身之气，没有人把戒指类的物品戴在大拇指上，因为那样做的话就约束了气机的流转，人会感觉不舒服。常能看见有的人喜欢跷起大拇指对着自己比画说："我是老大"，"老子怎么样"，这其实是肺气特别足的象。

食指是大肠经循行之处。大肠经是与人体本能相关的一条经脉。当看到特别好吃的东西时，我们的食指有时会不自觉地抖动，这就与人的本能有关。

中指循行的是心包经。心包经主喜乐。当人订婚之时，会把戒指戴在中指上，以表示心中的喜悦之情。

无名指循行的是三焦经。人的五脏和六腑都归属三焦，它是一个系挂，就像一张网。一般说来，结婚戒指都会戴到无名指上，这怎么解释呢？婚姻这件事，就有点像三焦，说不清道不明的，它绝不是一件纯喜乐的事，很复杂，包含着喜怒哀乐。

小指上循行的是小肠经和心经。心也是不能受约束的，所以也不会有人把戒指戴在小指上。我们平时要注意，如果小指经常麻木的话，很有可能是心脏出了问题，要去医院做个检查看看。

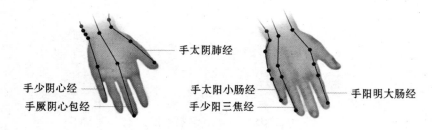

手少阴心经
手厥阴心包经

手太阴肺经

手太阳小肠经
手少阳三焦经

手阳明大肠经

手部经脉循行示意图

手指是阴阳交汇之所，锻炼手指，就可带动全身的气血，所以我们没事儿就应多活动手指。

手指常活动，年轻有魅力

十二经筋的起始点要么在足，要么在手。在平常的体育锻炼中，手足的锻炼尤为重要。

常练"虎爪"养气血

"虎爪"，就是五指抓地的形象。

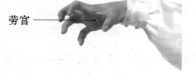

劳宫

虎爪

做虎爪时，五个手指的指尖用力，可把手掌中间的劳宫穴打开。

从中医的角度来说，做虎爪这个动作时，五个手指的指尖用力，就把手掌中间的劳宫穴打开了。中医将十个指尖称为"十宣"，十宣是人体气血最薄的地方，也是阴阳交汇之所。十宣打开了，全身气血都能动起来。所以，"虎爪"这个动作很重要，是健身气功里的一个基本动作。

日常生活中，我们可以运用"虎爪"这个动作来锻炼身体。

◆ 十指相敲养肝气

十指相敲法，就是两只手成"虎爪"状，十指相对，互相敲击。这么做能很好地锻炼手指上的井穴，既提高了手的灵活性，也养了肝气。

女性的阳气相对不足，容易手脚冰凉，可经常十指相敲，促进血脉通到四肢末梢。

◆ 弹弹钢琴健身脑

虎爪的另一个应用是弹钢琴。弹钢琴就锻炼了指尖，也间接锻炼了大脑。

现在很多家长让孩子从小就学弹钢琴，这其实真的很好，我们不要强求把孩子都培养成郎朗，孩子的身心健康最重要。弹钢琴能锻炼指尖，对孩子的智力发育极有好处。

很多成年人说我不会弹钢琴，也没有时间去学，其实没关系，没事儿用"虎爪"在桌子上敲敲按按就很好，锻炼了手指，调养了气血，强健了大脑。

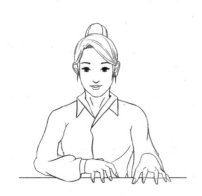

没事儿就用"虎爪"在桌子上敲敲按按，既能锻炼手指，又能调养气血，强健大脑。

握固——把健康紧紧地攥在自己的手中

握固，是将大拇指放在无名指的指根处，然后四指相握，把大拇指藏在中间。刚出生的小孩儿都这么攥着小拳头。

握固能安神定志。当我们心慌时，可以用握固的方法来凝神。

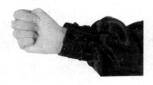

握固

大拇指放在无名指的指根处，四指相握，把大拇指藏在中间。

另外，经常做握固这个动作，可锻炼肝气，延年益寿。

美国科学家曾做过一项研究，在对近6000名男性进行了40多年跟踪研究后，科学家得出一个结论，即长寿的人通常拥有较大的握力。他们认为，双手的握力不仅体现一个人的手部力量，还能反映人整体的身体素质。

《黄帝内经》的《素问·阴阳应象大论篇》中详细讲述了人体五脏出现变化时，人身体的外在表现。肝就是"在变动为握"，即是说，如果肝气有变动，人就会握拳。

生活中有个很有意思的现象：当我们生气时，就会不由自主地攥紧拳头。这其实就是因为动了肝气。

肝主握力。如果我们的手很灵活，握力特别大的话，说明肝的功能很好。肝主疏通和生发，调畅气的升降出入，我们人体的脏腑运动、经络活动，全都靠气的升降出入来运化。可以说，肝是人体内的"化工厂"，我们平时吃下的各种营养物都需要肝脏来转变成有用的东西，保障人体各种器官最基本的活动。因此，古人把肝看为五脏之首。

肝的好坏直接与寿命长短有关。所以，我们要想长寿，就应该经常锻炼手的握力，常做握固法，将我们的健康紧紧地攥在自己的手中。

摆射雕英姿，强心肺之气

八段锦中的"左右开弓似射雕"这个动作，主要是通过手的锻炼，来强健心肺之气。这个动作很优美，就好像在开弓射箭一样。

首先，两脚开立，与肩同宽，两手掌根向上，捧在腹前。然后，左脚向左侧划开一步，两手在胸前交叉搭腕，左手在外面，两掌心向内，目视前方。

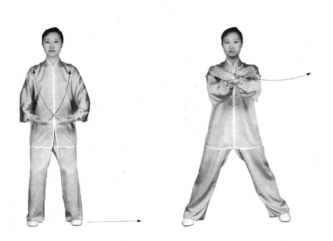

然后，两腿缓缓下蹲，成马步站稳。如果您下蹲有困难的话，可不必蹲得很低，身体可以放高一些，但一定要保持身体的中正。站马步的同时，原先在胸前交叉的两手，就像拉一张弓一样左右拉开。右手屈指，变成"爪"，向右拉到肩膀前面（云门中府处），左手中指、无名指和小指弯曲紧扣，食指翘起，大拇指弯曲并靠近食指。左手向左边推出，掌心向左，两手如同拉弓射箭一般。这时，动作略停，身体的重心放在中间，眼睛看着左手的商阳穴（位于食指尖）。

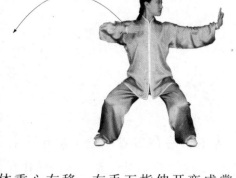

紧接着，身体重心右移，右手五指伸开变成掌，向上、向外划弧；左手也伸开成掌，这时，眼睛看着右掌。

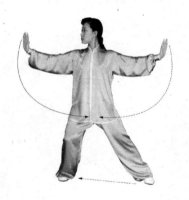

最后，左脚收回，两脚并步站立，同时，两掌从两侧下落，捧于腹前，掌心向上，目视前方。

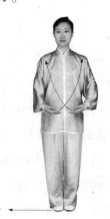

这是左边的"开弓",同样的动作右边还需再做一次。这个动作一左一右为一遍,一共做三遍。

人的力量从哪儿来?

我们不要以为人的力量来自肌肉,肌肉只是最后的一个接力棒者。那么人的力量来自哪里呢?主要来自两个脏器:一个是肺;另一个是肾。

肺主一身之气。肺气虚,体就虚,全身都没劲儿。日常生活中,如果我们感到浑身无力了,就有可能是肺气虚弱的表现。

肾为作强之官,它是人体的大力士,是人体中发力的出发点。在我们举重物、抬东西的时候,劲儿是从腰肾中来的。当我们感到腿疲软、发木、发沉的时候,就有可能是肾精不足了。

对于年纪大的老人来说,"累腿不累腰"是生活中一个用力的小技巧,也是养生保健的一个小方法。比如,地下有一个东西,您要把它捡起来,是哈腰去捡,还是蹲下去捡呢?如果想让自己万无一失不受伤的话,应该蹲下去捡。这样的话,虽然累了腿,却不累腰;可是,如果不蹲下去,直接弯腰探下身去捡,就很容易累着腰,甚至闪了腰,造成损伤。所以,在日常生活中,我们自己要经常总结一些养生方法,保护好自己的身体。

左右开弓宣肺气

在这个动作里,双手展开,来回地"拉弓",就是宣开了胸肺之气。

那么左右开弓是如何宣开胸肺之气的呢?这里面其实是遵循了生命之道。

我们现在总在说养生,似乎养生有说不尽道不完的道理。其实,大道至简地来说,生命之道就是:阴阳、开合、升降。

我们人体的气机必须有升有降,有开有合;否则,生命就会出问题。如果只开不合，气机就会散掉，身体发虚；如果只合不开，气机就会被憋，人体也会出问题；如果气机只是一味上升，人体就会出现高血压的现象；而气机总下沉也不行，比如，如果肾水如果总是下流，却没有阳气让它气化上升的话，我们的腿就会越来越沉重，越来越无力。这就是我们的身体，没有开合升降的循环辨证，身体就会出现疾病。

懂得了生命之道，知道了阴阳、升降、开合就是生命之理，那我们体育的锻炼就要遵循着这个大原则来进行，一要守阴阳之道，二要守升降开合之理。

那么，生命的升降开合之道，在体育锻炼里是如何实现的呢？健身气功中的很多动作都是一边开一边合的，像易筋经的"九鬼拔马刀势"，就是一边开膏肓，一边合膏肓的。"左右开弓似射雕"也是如此。具体体现在两个方面：

首先，当一只手变成掌向外推开时，就敞开了肺经上的云门、中府穴；而另一只手是合起来变成了"爪"，锁住了云门、中府。这就是开合之道。

另外，当一只手变为掌时，大拇指和食指是合在一起的，这时就是把合谷穴合上了；而另一只手变成了"爪"，其实就是把合谷穴展开了。这也是生命的开合之道。

合谷穴是人体的一个重要穴位。我们经常说的"肺与大肠相表里"，在穴位上就体现在合谷穴这个地方：肺经从云门、中府穴开始循行，沿着手臂前上缘沿走，到大拇指的外侧；肺经还有一个分叉，从列缺穴处分出，到合谷穴，然后再走到大肠经上的商阳穴；而从商阳穴出发，沿着手臂后上缘走的，恰恰就是大肠经。所以，合谷穴是"肺与大肠相表里"的一个分叉点。

合谷穴是气血非常足的地方。在"左右开弓似射雕"这个动作里，当左右手展开，一只手变成掌的时候，就是把这个"肺与大肠相表里"的分叉点——合谷穴给合紧了。合紧了合谷穴，就可让气机凝聚在这，使得这个分叉点的气机足起来。另一只手变成了爪，就是把合谷穴打开，是宣肺气。所以，这个动作一边是在合肺气，一边是在宣肺气。就是这么一个看似简单的动作，却蕴含了奇妙的养生道理。

下蹲马步壮腰肾

"左右开弓似射雕"下身的主要动作是马步。我们要想拉开一张弓，就需要力气，力气正是从腰部来。而腰的力量是由马步发出的，常练马步下蹲，可强壮腰肾。

"左右开弓似射雕"的马步比先前讲的"两手托天理三焦"的马步要更大。因为只有跨得更低，重心才会更低，身体才能更稳，而身体的力量也才能更充分地发挥出来。我们都看过举重运动员举杠铃，他们都是先深蹲下去，停顿一下，运一会儿气，才举起杠铃。这就是发力的技巧。

所以，"左右开弓似射雕"下身动作的要领在于：马步一定要跨得更大，蹲得更低，这样身体的重心更低，站得更稳，锻炼效果更佳。

锻炼小窍门：夹脊、屏息、中正之姿

◆后背展平要夹脊

做这个动作时，要注意保持后背的展平状态，并有一个夹脊的动作。这样全身的力量才能力透脊背，也就锻炼到了膀胱经。

◆中正之姿不可变

很多人在做这个动作的时候，身体容易歪斜，就好像真的在拉弓射天上的大雕。这么做是错的。

健身气功中，调身是所有动作的核心，它永远都强调保持身体的中正，即身体的中轴线保持不变，百会穴一直都要对好会阴穴。

传统健身强调"守中正之道"，中正之气不可散，不可以左右歪斜。在中华文化里，为什么总称自己为"中"呢？这其实都与其强调守中正之气、中正之道有关。

◆摆好姿态要屏息

当我们摆好了"左右开弓"的姿势后，别忘了这时要屏息。这就是我一直强调的内按摩。

中国文化讲究劲道，当我们把筋抻直后，就需要屏息一会儿，这样可让气机在体内游转，达到按摩内脏的养生功效。

◆食指向上，眼看商阳

当我们把手展开变成掌时，食指要尽力往上撑，这样就可以锻炼到大肠经。

做这个动作时，眼睛要盯在食指尖的商阳穴上，其余四指并拢可锁住手上的气血。气血和眼神都凝聚在大肠经的井穴——商阳穴上，使大肠经气得以生发。

此外，当我们左右手展开，交替开合时，因为眼睛要先后看左右手的商阳穴，所以脖子也是在左右扭转，这就很好地活动了颈椎。

颈椎上的大椎穴是人体几乎所有的阳经都通过的地方。一般来说，阳气被憋所引发的病症，大多可通过锻炼或按摩大椎穴来治疗。比如，受寒发高烧就可拿刮痧板刮大椎穴，有退烧之功效。

我们在日常生活中经常活动大椎穴，可起到很好的养生疗效。

扫码观看视频第十讲：
手部锻炼法

第六节　腰部锻炼法

　　人是直立行走的动物，我们大多数的时间都在站立，只有晚上平躺着休息。人的脊柱长时间处于直立状态，负担比较重。如果脊柱压力过大，人的腰部就很容易产生问题。而腰背的问题，又会影响到大脑，致使大脑缺血、缺氧。

　　健身气功非常强调腰部的锻炼。下面，我就介绍几个针对腰部的锻炼方法。

站如松，坐如钟，可减少腰部疾患

　　俗话说：站如松，坐如钟。人的站姿和坐姿端正的话，可减轻脊柱负担，减少腰部疾患。

　　由于地心引力的关系，我们的脊柱承受了人体的所有重量，腰椎不可避免地成了直立行走的重要承担者。我们只有尽力保持身体的端正姿态，让百会穴对应好会阴穴，使它们处于一条中轴线上，才能尽可能地减少脊柱的负担。

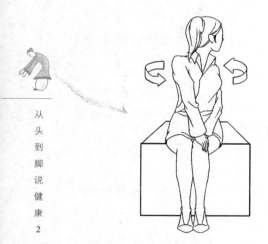

百会

会阴

正确的坐姿（百会对会阴）可减轻脊柱负担，减少腰部疾患。

左右扭转解肝郁

左右扭转这个动作可以锻炼带脉，祛除肝郁。

身体往哪个方向扭转，手就压在哪边的膝盖上。

首先，坐直，两手相叠压在左膝盖上；然后，身体向左慢慢地扭转，注意身体下半部分不要晃动，只扭转腰部、上半身、头部和颈椎。把身体尽力往后扭转，扭到尽头处有个屏息的过程，然后再慢慢地转回来。左边的动作做完了，再做右边的，两手相叠放在右膝盖上，向右慢慢扭转，扭到尽头处再屏息，然后转回正坐。如此重复多遍。

我们平时在看电视或者坐着的时候，都可以做这个动作，十分简便易学。

"两手攀足固肾腰"——防治腰椎间盘突出

八段锦里的"两手攀足固肾腰"，是通过俯身、两手握脚，来专门锻炼腰肾的一个动作。

具体做法是：

两腿挺膝伸直站立，两手向前、向上举起，掌心向前，目视前方。

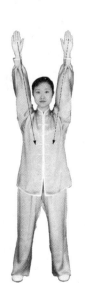

两掌下按至胸前，掌心向下，指尖相对，目视前方。

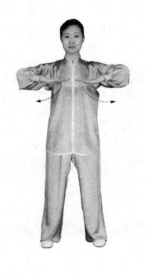

两掌掌指顺腋下向后插，目视前方。

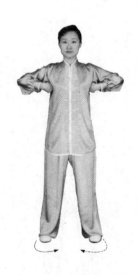

　　两掌心向内沿脊柱两侧向下摩运至臀部；然后，上身前俯，两掌继续沿腿后向下摩运，手掌经过腿的两侧，一直向下，直到摸到脚面（做这个动作有困难的人，不必勉强，手心尽力向下即可，但要保持腿的直立）；这时，抬头、塌腰，目视前方。

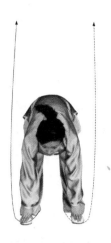

两掌从脚面向上、向前抬起；用手臂带动上体起立。掌心向前，目视前方。

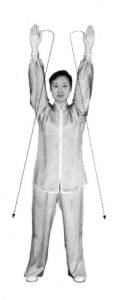

这个动作一上一下为一遍，共做六遍。

"两手攀足固肾腰"这个动作，通过手臂带动身体上扬，可以锻炼脊柱和督脉，可防治腰椎间盘突出，达到固肾壮阳的效果。

这一式子里，有一个核心动作，就是手脚相合。这实际上是中医养生理论中的一个很重要的方法——心肾相交法。

因为手心有劳宫穴，劳宫穴是心包经上的重要穴位；而脚心有涌泉穴，涌泉穴是肾经出发的地方。所以，手心和脚心相合，就是心肾相交。

经常习练心肾相交法，可去掉肾的积滞，达到去心火的功效。

除了"两手攀足固肾腰"外，我在《从头到脚说健康》一书里讲过的手心搓脚心、按摩耳闻穴和鸣天鼓法，都是很好的心肾相交法，可经常习练。

扫码观看视频第二十五讲：
双手攀足固肾腰

"鹿抵"——强腰补肾健筋骨

"鹿抵"是五禽戏里的一个动作，姿势优美，具有强健腰肾的作用。

首先，两腿微屈，重心移到右腿；左腿向左前方45°迈步，脚尖向外，脚跟着地；同时，身体稍微往右转；两手握空拳，向右摆，高度齐于肩膀；眼睛看右手。

然后，身体重心渐渐向前移，左腿屈膝右腿伸直；同时，身体左转，两手向上、向左、向后画弧。

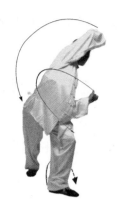

当身体和手后转到不能再转时，左手肘靠在左腰侧，右臂举到头前，眼睛看脚后跟。

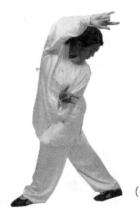

（侧面）

最后，身体慢慢右转，左脚收回，开步站立；同时两手向上、向右、向下画弧，两手握空拳慢慢下落，收回到身体两侧，眼睛看前下方。相反方向再重复一遍动作。

这个动作的养生效果十分明显。首先，左手和右手都要向上画弧、展开、扭转，这就充分展开了两腋，可疏解肝气，调理脾胃。其次，身体和手臂的扭转，可让整个脊

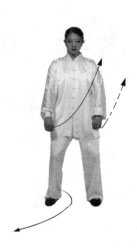

椎充分旋转，不仅锻炼了腰部的筋骨，也强健了肾气。

"青龙探爪势"——锻炼肝脏强腰脊

易筋经中的"青龙探爪势"，是松解带脉、锻炼肝气、强健腰脊的健身方法。

"青龙探爪"，收放有道

"青龙探爪"是什么意思呢？

中国传统文化里有"左青龙，右白虎，上朱雀，下玄武"的说法。古代五行家按照阴阳五行给东南西北配上四种颜色，而每种颜色又配以一个神兽与一个神灵：东为青色，配青龙；西为白色，配白虎；南为朱色，配朱雀；北为黑色，配玄武。

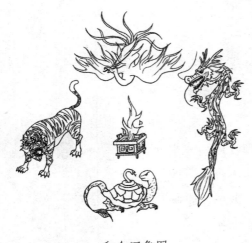

左青龙：清扬之肝（东方）
右白虎：虚肃之肺（西方）
上朱雀：美丽之心（南方）
下玄武：神秘之肾（北方）

和合四象图

青龙、白虎和朱雀还都比较好理解，那么玄武是什么呢？"玄"为黑，具有遥远和神秘的意思；"武"为力量。"玄武"一词翻译过来就是"伟大而神秘的力量"。它用两个动物来代表，下面是一只乌龟，乌龟上面盘着一条蛇。乌龟和蛇都为纯阴之象，且具有长寿和安静的特点。中国人自古认为，静是人长寿的一个核心。也可以说，东西方体育锻炼的一个核心不同点，就是对动和静的理解不同。

西方的体育锻炼强调要动，而且是剧烈运动，觉得锻炼时拼命地出汗了才是达到运动的效果了。

而中国传统体育健身文化认为，过度的动是一种消耗，不利于养生。

中国强调的是动中有静，静中有动。不是不让人做运动，而是要适可而止，不能过度发散。其实乌龟的静也不是一种纯粹的静，你看乌龟的脖子，总在那一伸一缩地动，古代称之为龟息法，是一种极好的运动方法。

中国传统体育健身法的优势就在于又炼又养，炼养结合。无论是易筋经、八段锦，还是其他健身术，它们的每个动作都在颐养我们的经脉。这是一个核心。

中医将青龙、白虎、朱雀、玄武一一对应于脏腑。比如，青龙为东方之神，是至高无上的神物，具有避邪恶、调阴阳的神力，青龙的形象就是飞腾而上，其对应的五脏为肝，肝主生发。

"青龙探爪"这个名字就暗示出这个动作可以调养肝气；而且，这个动作需要像青龙一样慢慢地生发。如果肝气生发得太快、太过，就会出现血压高、肝阳上亢等问题。

那么这个动作要怎样做，才算慢慢地生发呢？在五脏与五行的对应关系里，肝对应木。"木曰曲直"，即木头的生长并不是噌噌噌地往上长，而是螺旋式地、盘旋地往上长的。盘旋就有收的作用。所以，我们在做这个动作的时候，一定要在"探爪"的同时学会"收"，一边生发一边收敛。

也可以这样说："青龙"是生发；"探爪"则是将五指收拢，表示"收敛"，收到哪儿去呢？收到心包经上的劳宫穴处。

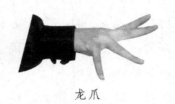

"龙爪"的五指收拢,有
"收敛"之效,可调养肝气。

龙爪

"青龙探爪",一个招式的名字就彰显出中国文化的博大精深,我们只有了解、掌握了中国传统文化,才能更好地理解这些传统健身术的精髓,从而调身养气,有的放矢。

要想治肝病,先要开带脉

中医有"带脉上合肝经"的说法,意思是肝经与带脉息息相关。

要想治肝病,首先就要开带脉。"青龙探爪势"就可通过开带脉来达到调养肝气的功效。所以,有肝病的人,我建议要多做"青龙探爪势"。

带脉不通畅的人往往肚子很大,要想减肥,也可以多练习"青龙探爪"。

下面我们就来具体讲解一下这个动作的做法:

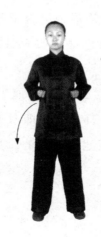

首先，两手握固，放在腰间的章门穴。章门穴是人体上的一个重要穴位。在中医里，凡被称为"门"的穴位，都是气机出入的枢纽之处。章门穴就是肝气出入的重要门户。双手握固放在章门穴，其实就是固摄肝魂，守住肝气。

然后，右手自然伸直，慢慢升起，做出"龙爪"的样子。这就使肝气升中有降。

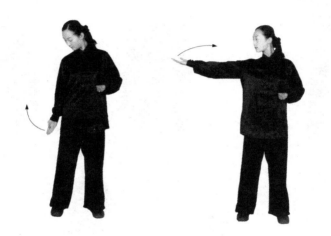

右手升起到眼睛的高度，然后向左侧旋转。为了牵动带脉，旋转的角度可以大一些。

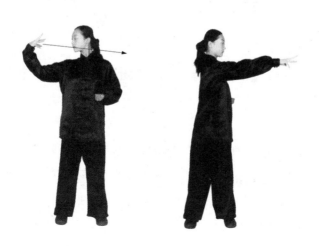

然后，手臂放松，上身向前俯，在腿保持伸直的情况下，手掌尽力向下按（不一定要按到地上），并从左向右画弧，转到右边时，再握固，起身，手放于腰间，停留片刻。

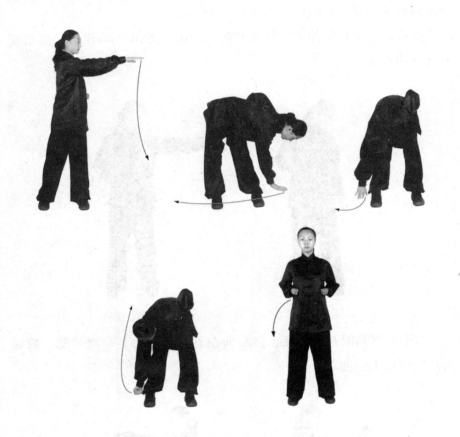

　　右手"探爪"完毕后，再左手"探爪"，整套动作朝相反方向再做一遍。

　　中医认为："两肋属肝""肝藏血，肾藏精"。"青龙探爪势"通过转身、左右探爪及身体前屈，可使两肋松紧开合，达到梳理肝气、调养气血的效果。

　　另外，通过手臂带动腰部旋转，可以很好地强壮腰脊。

第七节　腿部锻炼法

人体气血的盛衰，在腿上表现得很明显。

《黄帝内经·灵枢》篇中说：人 10 岁的时候，喜欢跑跑跳跳；20 岁时，喜欢快步行走；30 岁时，腿脚随着人性情的沉稳而沉稳，人开始放慢脚步，喜欢大步行走；到了 40 岁，人渐渐显出衰老之象，没事就爱坐着；50 岁时，人的腰部开始衰老，喜欢靠着坐；到 60 岁时，人就喜欢躺着……阳气就这样一点点地从我们的腿上流失。

人老腿先老，腿脚的灵便程度，可在很大程度上体现身体的气血水平。我们应该趁着年轻，好好锻炼我们的腿脚。

没事勤拍腿，让腿永不老

保养腿部，应从锻炼腿部经络开始。

腿部有多条经脉循行：前面以裤线为界，外侧主要是足阳明胃经，内侧是三阴经（肾经、脾经、肝经），后面是膀胱经，最外侧（即裤缝线处）循行的是胆经。

胃经和膀胱经是腿部最重要的经脉。保养腿部，应着重注意这两条经脉的锻炼和保养。

人生就是一场保"胃"战

胃为水谷之海，后天之本，胃经的保养至关重要。我曾经多次说过，人的一生，在某种程度而言，就是一场保"胃"战。

如何保养胃气呢？我介绍几个简便的方法：

·拍打足三里。拍打时，如能拍出瘀点最好。拍出瘀点后可继续拍打，瘀点会逐渐消失。足三里是胃经的合穴，气血充足，如果此处被堵，全身都不舒畅。我们平常应重视胃经的疏通与调养。

·经常登山、爬楼梯，可有效锻炼胃经。因为胃经在腿的前部循行，经常抬腿，可抻拉胃经，锻炼胃经气血。

·跪坐，脚心朝上，可有效抻拉胃经。

腿的养生重点在小腿

人老腿先老，而腿最先老的是小腿。我们要经常锻炼小腿。其实，膀胱经的锻炼，重点就在小腿上。下面就介绍几个锻炼小腿、抻拉膀胱经的方法：

·按揉小腿肚子。

·脚掌上抬，脚跟外踹，每天早起都做五遍。

·平躺，把腿立在墙上。立腿时，动作要慢，尽力抻拉腿筋。动作熟练后，再逐渐加长运动时间。

拍腿应顺应天地的阴阳变化

除了胃经和膀胱经的保养，腿部的其他经脉也需经常锻炼。

在紧张的工作和生活中，如何合理安排锻炼时间呢？我的建议是：早晨以锻炼阳经为主，比如拍打腿两侧的胆经；晚上下班回家后，以锻炼阴经为主，如按揉大腿内侧的肾经、脾经和肝经。

全身经脉拍打法

拍打腿部经脉，可与全身的经脉结合起来一起拍打。

◆ 手部的拍打

首先，从左侧的云门、中府穴（肺经起始点）开始拍打；然后，再从左手臂内侧拍打到指尖；再拍打手臂外侧直至左肩。

同样的动作在身体右边再做一遍。

◆ 胸腹、肩背、腿足的拍打

用双手分别从两边的云门、中府向下拍打，经过前胸、腹部、腿前，到脚面后，再从后脚腕向上拍打，到背部。

盘腿打坐是养生妙法

传统体育健身很注重"四两拨千斤"，即遵照身体的运化规律，利用巧劲儿来锻炼身体。

盘腿打坐用的就是巧劲儿。当人站着时，全身气血都处于松懈的状态，可一旦当我们把腿盘住，就等于锁住了下焦，这样可以更好地疏通下焦和腿部的经脉，并使得精气上行入脑，以精补脑。同时，身体的气机都游转于上方，也有利于身体小周天的运化。反过来说，如果长期让精气"下流"，从下面白白泄掉，就十分可惜。

古人悟出了这个道理，他们的坐姿都非常讲究。古代女子的坐姿一般采取盘腿法，或是跪坐法（坐在脚后跟上）。佛教有盘腿打坐的习惯。在中国所有的功夫中，盘腿打坐都是基本功，因为这个坐法能锁住身体的精气，让精气上升、集中。

盘腿打坐是一个养生健身的妙法，我们有时间就要多加练习。

双盘有一定的难度，刚开始练习的时候，身体的柔韧度不够，很难坐得端正；但经过长期的训练，可以慢慢调整好坐姿，盘住两腿。

练打坐的时候，我们要注意腿部的保暖，过去和尚们打坐时，一般都在腿部盖一块布，此法值得借鉴。

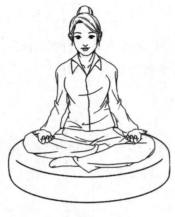

盘腿打坐可锁住下焦，疏通腿部经脉，精气上行补脑。

盘腿打坐法

升一升，降一降，锻炼腿足强腰肾

易筋经里有一个锻炼腿部的动作——"三盘落地势"。这个动作很简单，就是反复下蹲、起立，有点像跳蹦床，练习时要注意保持上身的中正，并有节奏地一升一降。

具体做法为：

首先，左脚向左边开步，两脚距离略宽于肩，脚尖向前，目视前方。

然后，屈膝下蹲，肩膀和手臂下落，掌心向下，同时，口吐"嗨"音。

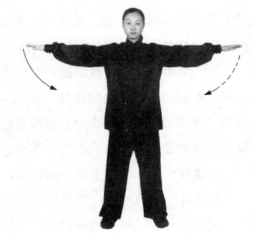

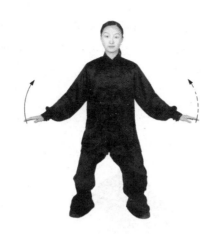

接着，掌心向上，手臂上托至平举，同时，缓缓起身直立。

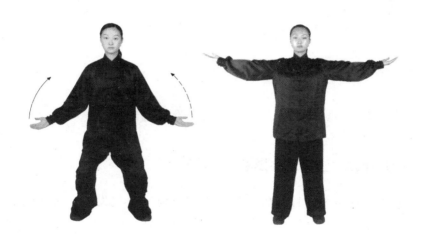

扫码观看视频第十七讲：

腿、足锻炼法

整个动作重复做三遍。下蹲的幅度可以慢慢加大，第一遍微微蹲下，第二遍半蹲，第三遍全蹲。这样可以安全有效锻炼腰腹、腿部力量，起到强腰固肾的作用。

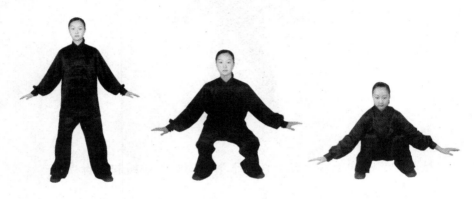

第一遍微微蹲下；第二遍半蹲；第三遍全蹲。

"攒拳怒目增气力"——强肝养肾有偏方

人为什么一生气就会攥拳、瞪眼？

　　生活中有一个很有趣的现象：我们只要一生气发怒，拳头就会不由自主地攥紧，接着就是瞪眼珠子。这是为什么呢？

　　中医认为，"怒伤肝"，当我们发怒的时候，身体的肝气就会迅速调动起来，而"肝在变动为握"，如果肝气有变动，人的表现就是握紧拳头。另外，"肝开窍于目"，肝气的变化也就会体现在我们的眼神上。所以，攥拳、瞪眼其实都是我们动肝气的本能反应。

攥拳瞪眼蹲马步

　　了解了人一生气就会攥拳、瞪眼的原因，我们就可通过有意识地攥紧拳头和瞪一瞪眼，来锻炼肝气。八段锦中的"攒拳怒目增气

力" 就是将握固法、瞪眼和马步三者相结合的一种强肝养肾的运动
方法。

　　具体动作为：

　　左脚向左开立，两腿下蹲变成马步；两手握拳，放在腰间，眼睛
看前方。

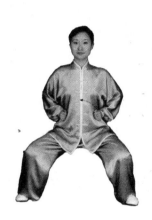

　　出左拳，手伸直的时候变掌，然后手掌像抹玻璃一样，从下往上
转一圈，转完后再握拳。出拳的时候，拳要微微握紧，十个脚趾抓
地，瞪瞪眼。

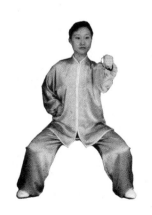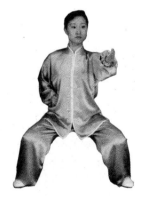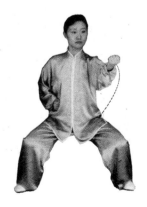

　　左手握拳收回到腰间。

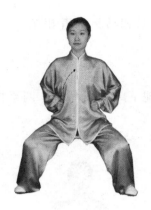

同样的动作右边再做一次。

这个式子一左一右为一遍，共做三遍。

握固法在"手部锻炼法"一节有比较详细的阐述，这其实是古人从婴儿出生的象上悟出来的养生之道，目的就在于锻炼肝气。

怒目在练习眼力，同样也是锻炼肝气，因为肝气通于目。但要注意，平常生活中如果我们的眼睛太过外露，是身体不好的表现。比如，得甲亢的人一般眼珠子都有点儿突出，这是肝气外散所致，这种人脾气偏大。

"攒拳怒目增气力"中还有蹲马步的动作。马步下蹲的话，可以气沉丹田；膝窝弯曲，可起到锁住下焦的目的。所以，蹲马步可以锻炼人的腰肾，达到"增气力"的效果。

扫码观看视频第二十七讲：
攒拳怒目增气力

第八节　脚部锻炼法

养好脚这个树根，身体的大树才有活力

脚趾尖与手指尖一样，都是经脉的"井穴"。

何谓"井穴"呢？井中能取水，井是水的源泉。如果把经脉比作河流，那井穴就如同水流开始的地方，是气血生发之地。所以，如果井穴受阻，全身的气血运行都受影响，疾病也随之发生。

我曾遇过一个人，他的整条腿都不能动，肌肉特别软。经询问，这个病最初的症状就是大趾里侧疼，而这个部位，恰好是脾经的起始点隐白穴。中医认为：脾主肌肉。肌肉无力是典型的脾病，它最开始就是由井穴受阻引起的。

所以，井穴在人体中是非常重要的。井穴受阻，人体就会出问题。把井穴宣开，让气血通畅，是我们健身运动的一个要点。

人的脚就好比大树的树根，只有树根养好了，才能向树干、树枝输送营养，树根一旦被毁，大树便失去了一切活力。

无论是脚趾、脚底、脚跟，还是脚踝，我们都要锻炼。锻炼时最好先活动脚踝，因为脚踝是脚趾气血上行的枢纽，先活动好了脚踝，

再锻炼脚趾，效果更佳。

"背后七颠百病消"——强健脊柱通气血

提脚后跟有很好的养生保健效果，紧接着再把脚跟下颠振振身体，就能锻炼脊柱。八段锦的"背后七颠百病消"就是这样一个动作。

"背后七颠百病消"并非说脚后跟颠七次，就能祛除全身之病了。实际上，这个动作是八段锦的最后一个动作，其含义是，如果前面的动作都做到位了，那么，再通过最后这个动作，就可以整饬身体这个山河。

具体做法是：

两脚并拢直立，指尖贴在裤缝上（风市穴处），目视前方。两脚跟提起，头上顶，收腹提肛，两肩微沉，动作略停一下。

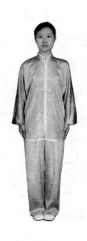

然后两脚后跟下落，下落时，中间先缓冲一下。脚跟提在半空，停顿片刻后，再让脚跟下落触地。

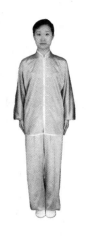

这个动作一起一落为一遍，共做七遍。

做这个动作时，要注意两点：

一是脚跟下落时，不能一次性直接触地，中间必须有一个缓冲。否则，脚跟从高处直接落下来，力量过大，对小脑的震动过大。

二是在提脚后跟再下落的过程中，一定要保持上身的直立，即保持脊柱直立。这样，往下颠脚后跟时，就可以震荡脊柱和督脉，让全身经脉的气血通畅。

背后七颠，有效振髓

"背后七颠百病消"里的"七颠"，做起来很简单。就是脚后跟提起、放下，再提起、再放下，这样一上一下总共做七次。那么这里面有什么养生道理呢？我们前面讲过"振髓法"，反拳捶脊，可振荡骨髓。背后七颠也是一个道理，它通过脚后跟的提起和下落，来震动脊柱和督脉，激荡气血，同样可达到振髓的效果。

人的骨髓里藏的都是"精"，如果我们的骨髓出了问题，人的造血机制乃至身体的方方面面都有可能出大问题。背后七颠不仅抻拉了脊柱，还对脊柱里的"精"进行了修整。所以，这个动作看似简单，可大道内存，养生效果不可小视。

从某种意义上来说，人体的振动是有频率的。所以，在平时的生活、锻炼中，如果我们能以一个正确的频率来对待自己的身体，那身体的很多毛病就都能得到修复。但如果我们只是胡乱活动身体，不因循规律去锻炼、生活，就有可能对我们的身体造成损害。

脚趾抓地，锻炼肝经

这个动作的核心点之一是脚趾抓地。脚趾是足三阴经和足三阳经交汇之处，脚趾抓地可以刺激循行在脚趾上的所有经脉，调节相应的脏腑功能。另外，因为肝主筋，所以脚趾抓地就是锻炼了筋的功能，也就是锻炼了肝经。

吸气提肛，预防脏器下垂

前面我在讲"摇头摆尾去心火"的时候，讲过"过三关"问题。要想气机上提，我们必须要吸气提肛。在"背后七颠百病消"里，提踵的同时，我们也要配合做吸气提肛的动作。

其实，提肛就是提会阴的一个婉转的说法。前面也讲过，提会阴是回春术，可延缓衰老。人体衰老有一个象，就是全身脏器会下垂，比如脏腑下垂、子宫脱垂、痔疮等，这都是因为人的内脏收摄不住了，是阴阳俱虚的一个表现。阳气不足，人体器官就收摄不住；阴气不足，体内的脏器就萎缩。所以，如果我们经常能做一下提肛这个动作，就相当于服用了中药里的黄芪，有提升的作用。可有效防治脏器下垂的问题。

做提肛动作的同时，一定要配合呼吸进行锻炼，即要慢慢地吸气，把肛往上一点一点地提。吸气提肛后，要屏息一会儿，让气机在体内游转，按摩脏腑。

屏息很重要。为什么我们的传统健身术叫"气功"？就是因为它不仅仅是练"形"的，也是炼"气"的。平常我们抻拉经脉，活动手脚、腰背等，都是在锻炼身体，锻炼筋脉；可真要说防病治病的效果，很大程度上靠的是这些动作里的屏息。

在健身气功里，大多重要的核心动作后都有一个停顿、屏息的环节，这就是"定式"。所谓定式，就像我们平常照相时摆 POSE 一样，要摆好动作定住一两秒的时间。

我们练习传统健身气功，一定要把定式做到位，要锻炼到实处，不要一个动作没做完就着急做下一个动作，切忌打花架子。比如，"两手托天理三焦"这个动作，当我们把手举到上方，两个掌根往外撑时，一定要停顿、屏息，这样才能让三焦和五脏真正得到锻炼。如果只是纯粹把手举起来，再放下，那就跟一般的做体操没什么区别了。

正因为有屏息炼气这个过程，所以一般而言，健身气功都是比较舒缓的。这也符合养生之道。因为人要想长寿，呼吸必须要"绵长"。用老子的话来说，叫作"绵绵若存"。气机要游转得缓慢、绵长，才能一点点地在体内鼓荡，达到内按摩的效果。这也恰恰是长寿的核心。

所以，在我们学会打八段锦以后，打得越来越好的同时，也会打得越来越慢。因为打到一定境界时，我们就会慢慢体会到每一个动作里面的气机游转。一套动作下来，往往要花一两个小时。

常提脚后跟，防治前列腺

提脚后跟这个动作，可有效锻炼肾和膀胱，防治前列腺、足跟痛的问题。

关于足跟痛，很多人认为是足跟骨刺造成的。其实，我认为，这更多的是肾和膀胱的虚证。因为人在更年期的时候，肾和膀胱开始虚弱，最容易出现足跟痛的问题。有的人，能够顺利把这关走过，有的人耗散太过，连带的疾病就出来了。

提脚后跟对男性养生尤为重要。男子小便时，若能常提脚后跟，可在一定程度上防治前列腺疾病。

提脚后跟这个动作简单易行，我们排队买菜、超市结账、等汽车的时候，都可以做这个动作。

手护风市穴，莫让胆经受风邪

做"背后七颠百病消"这个动作时，我们的身体要保持直立，两手自然下垂，放在腿的两侧，这样中指就会停留在风市穴处。

"风市"的意思就是风的市场，什么风都有，好风也来，邪风也来。锻炼时如果不护住它，虚邪贼风就有可能进来，对人体造成伤害。古人很注重风市穴的保养，像古代的短皮裙，它的长度一般都到风市穴的位置。《西游记》里孙悟空就一直穿着一个虎皮裙，其长度就刚好到风市穴处。

风市穴是胆经上的重要穴位。我们在拍胆经的时候，一定要注意把这个穴位拍到。在拍的时候，风市穴有可能会变青，因为那里是风的大市场，寒邪一般很重。拍出瘀青时不要害怕，可接着拍，多拍几天，瘀青就渐渐褪掉，这个地方就通了。

在提踵时，我们保持直立，双手的中指指尖护住风市穴，指尖是心包经的井穴，这就是用心包经的井穴来固摄住风市，可避免邪气侵袭胆经。所以，我们在做这个动作时，不要让手随便离开风市，以免减弱锻炼效果。

扫码观看视频第二十八讲：

背后七颠百病消

第三章　锻炼注意事项

第一节　练功前后注意多

练功前：活动关节，输布气血

练功前需要做一些准备活动。这些准备活动能让我们的锻炼更有效，锻炼起来更安全。

所有的健身气功都要用到人体的气血，那么首先就必须让气血在全身输布流通开来。从某种意义上说，人体的所有关节都是气血留驻之所，所以如果我们在练功前没有活动好关节的话，练功时气血就容易流转不畅，对身体有所影响。

人体关节从上到下包括：颈部、肩关节、手肘关节、手腕关节、手指关节、腰关节、髋关节、膝关节、脚踝关节、脚趾关节等。下面简单介绍两个活动关节的动作。

活动腰关节

双手掐腰，大拇指顶在背部的腰眼上。双手护住腰，手和腰保持不动，活动身体，转动腰部，这样就把腰关节松开了。

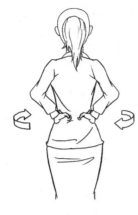

大拇指顶在腰眼上，转动腰部，即可松开腰关节。

活动腰关节

活动膝关节

双腿半蹲，两手固定在两膝处，先顺时针摇动膝盖，再逆时针摇动，这样就可把膝关节活动开。

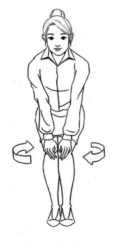

双腿半蹲，两手固定在两膝处，转动膝盖，可将膝关节活动开。

活动膝关节

练功前需要活动开全身的关节，按摩也同理，不管采取何种按摩手法，都应先把被按摩者的膝关节、腕关节等重要关节松开，加速气血流通的速度，以避免按摩的时候关节气血出现壅堵的现象。

按摩可以说是借用别人的力量帮自己疏通气血，属于"外景"功夫；而自我锻炼则是靠自己的力量，通过特定的动作来改变气血的流通，属于"内景"功夫。"内景"功夫的作用要好于"外景"功夫。

一般情况下，我们可以去做按摩，但不要总去做，尤其是身体虚弱者，会损耗元气。而自我锻炼就不同了，不管我们的身体是虚弱还是强壮，都可以常做，多做有利无害。

身体比较虚弱的人练功时动作可以缓慢一些，比较强壮的人则可以稍微快一些。我们可以根据自己的气血水平加以调整，自我锻炼是比较安全可靠，没有副作用的。

练功后：拍打全身，把汗擦干

练功后，同样需要一些后续的活动动作，以便养护身体。您练完功转身就去做家务、干工作，是对身体有害的。

◆ 练完功一定要拍打全身

为什么要拍打全身呢？习练健身气功是一个能量聚集的过程，体内能量聚集，对身体有强烈的内按摩作用。练功后，通过拍打全身可让身心舒缓下来，让身体的能量再慢慢地恢复到正常的状态。

另外，练功主要是作用于人体的筋骨层面，同时对肌肤腠理层面也有一定的锻炼效果。收功时拍打肌肤腠理，可让气血输布得更加均匀。

那么，应该如何拍打呢？拍打需要有一定的次序，我们应按照从阴经到阳经的顺序拍打。

首先从肺经的起始点——云门、中府开始拍打。用空拳或空掌，从云门、中府拍起，再到胸部、腹部；然后，往下拍打腿部经脉，先拍大腿正中线里侧的阴经；再拍大腿外侧的阳经，沿着大腿外侧往上拍打；再拍手臂，先拍手里侧的阴经，再拍外侧的阳经。反复拍打2~3次，然后可以大吼一声，把脏腑的郁滞宣泄出去，振奋精神。

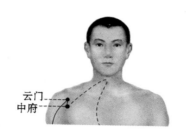

云门
中府

拍打从肺经的起始点——云门、中府开始。

◆练完功一定要及时把汗擦干

中国的传统体育锻炼不像西方体育锻炼，运动完之后全身大汗淋漓。进行完传统体育锻炼后，身体只会微微出汗，它讲究的是"沾濡汗出"。如果您发现在练功时，只上半身出汗，而腿没有出汗的话，说明您的肾有些虚，上下不交通；等练到腿部也微微出汗时，就说明上下交通了，锻炼有效果了。

在练完功全身都微微出汗的时候，应马上把汗擦干。因为在我们出汗的时候，毛孔处于一种宣开的状态，"虚邪贼风"就很容易侵入体内，伤害脏腑，导致疾病。所以，在练功后把汗擦干，这不仅是对身体的保护，也是对肌肤腠理的保养。

肌肤腠理在人体中是非常重要的，它是人体呼吸系统的一部分。我们平时往往只注重口鼻的呼吸，却忽略了皮肤这个呼吸系统。

人是一种非常精美的造物，肌肤腠理没有一寸无用的地方。中医称皮肤上的毛孔为"玄府"，暗指毛孔的开合是很奇妙的，它既能进行体呼吸，还能散发热量。而像狗一类的动物，毛孔是打不开的，只能靠吐舌头往外散发热量了。

◆练功后一定要喝一大杯白开水

刚才说了，练功后人体会微微出汗，此时人体会失去一部分水分，体液不足，此时就需要从外部进行补充。

我们要慢慢喝一大杯温的白开水。这里要注意，是喝一大杯温的白开水，而非喝冷饮。即使我们运动后感到浑身很燥热，也不能喝冷饮，否则容易造成心律失常等诸多问题。

扫码观看视频第二十六讲：

运动前后注意多

第二节　习练健身气功的禁忌

哪些情况下不宜练功？

从时间上说，练功最好在早晨，因为早晨是人体阳气最足的时候。特别是老人，阳气比较衰弱，如果选在天地阳气最足的早晨来练功，就可吸收天地的阳气，达到更好的锻炼功效。

从心情上来说也是如此，每天早上六七点的时候，面对着初升的太阳，人不由自主地会感到振奋昂扬、朝气蓬勃。在心情舒畅的时候锻炼身体，效果更好。

另外，锻炼时我们脚下应穿舒适的运动鞋，身上穿宽松的便于活动的衣服，不要系腰带，因为一系腰带就约束了带脉。

练功并非在任何时间、任何情况下都适合习练，下面讲一下不适合练功的时间段。

◆风雨雷电时不能练功

《黄帝内经》称风雨雷电为"虚邪贼风"。凡风雨雷电之际，都是天地自然中邪气特别强大的时候。此时练功，容易导致邪风入侵人体。

◆**出现彩虹时不宜练功**

古人认为，彩虹是天地间阴阳气机相交最强烈的时候，这个时间段需要规避。

◆**日食、月食时不宜外出练功**

日食、月食出现的时候，是天地间气机最为强大的时候，这时自然界的外力容易损伤身体，不宜练功。前些日子出现了百年不遇的日食，很多人争相观看，从养生的角度说，这么做并不妥当。报纸上报道了一件有趣的事，日食刚一出现，动物园的动物就全都回窝里去睡觉了，等日食结束，才出来活动。动物们的表现跟人类恰恰相反。其实，这是动物遵循生命本能的一种表现。回避自然的强力，才是正确的养生之道。

◆**节气转换期不宜练功**

中国有二十四节气，这些节气的时间点都是天地气机转化的过程，不宜练功。在节气的日子里，老人最好多静坐，年轻人则不要过分劳累。

◆**饭后、酒后不宜练功**

人刚吃饱时，全身的气机都在消化食物，气机本身处在过度运化的时期，这时，想要宣开气血是很不容易的，上调气血也很难，因为中焦处堵了一堆饭呢。若硬生生地调动气血，很容易导致头晕、眼花，对身体反而很不好。所以，刚吃完饭不宜练功，适当地休息一下，散散步。

◆**男女过性生活前后一个小时不宜锻炼**

◆**女性怀孕期间和产后 40 天内也不宜练功**

◆**生气时不宜练功**

生气时，体内憋着一口气，这时强行练功，会影响气血的流通，甚至会出现危险。所以，在生气时切记不要练功，等到心平气和的时候，再去练。

哪些人不宜练功？

健身气功的四套功法适合绝大多数人习练，但也并非任何人都适合，下面几类人就不宜练功，我们要特别注意：

◆ 不明病因的急性脊柱损伤或患有脊髓症状的人不宜练功

所谓不明病因的急性脊柱损伤，就是不知道是何种原因导致的腰突然不能动了，或者腰部突然出现疼痛，此时我们不能轻易练功，以免因练功加重脊柱损伤。另外，脊髓症状患者也不要随意练习，要谨听医嘱，由医生来决定锻炼的时间和方法。

◆ 患各种骨骼病者以及骨质疏松者不宜练功

患各种骨骼病者以及骨质疏松者不宜练功，因为容易损伤骨骼，加重病情。

说到骨质疏松，我们很容易想到"补钙"的问题。

现代人为什么总说"缺钙"呢？其实这跟现代人的生活方式有关。

现在的白骨精们（白领、骨干、精英）都在写字楼里上班，因为有中央空调，所以楼里的窗户一般都是紧闭的，开窗的概率很小，上班时得到的日照机会也就很小。另外，天蒙蒙亮人们就去上班了，太阳西下了才又下班，人们在户外太阳底下活动的时间非常有限，所以缺钙也就不足为奇了。

想补钙，要点不在于吃钙片，而在于晒太阳。比如，家里如果有瘫痪的老人，仅仅让他们隔着玻璃晒太阳是没用的，紫外线被玻璃屏蔽掉了，一定要把窗户打开，直接让阳光照进来。给小孩儿补钙也是如此，要带小孩儿出门去晒太阳，才能达到补钙效果。夏天紫外线厉害，可以在树荫下、凉亭里活动，都能间接照到阳光。

对于骨质疏松者，除了晒太阳补钙以外，还需要加上"负重"这一锻炼方法。

负重，就是背着一定重量的东西在太阳底下行走。负重可增加骨骼密度，有效治疗骨质疏松。

古时候，没有现在这么多便利的交通工具，人更多依靠双腿走路。这其实也是一种养生方法。古代的秀才背着大包小包一路艰辛地去赶考，确实很辛苦；但从养生的角度说，这一路走来，既晒太阳补了钙，又负重运功增加了骨骼密度，对身体是很有好处的。

◆严重的心、脑、肺疾病患者和体质过于虚弱者不宜练功

身体特别虚弱的人不适合过分运动，不宜练功。

那这些人如何锻炼身体呢？其实，可以多活动手。前面我们说过，所有的经脉都起于指爪，锻炼好手部就能有效地调养经脉。比如，老人可以玩玩核桃；小孩子多玩玩编绳游戏；还可以像我前面讲的手部锻炼法那样，多做做虎爪、十指相敲、弹钢琴等。这些动作，能有效锻炼手部。

过去的女人岁数大后脑子犯糊涂的少，为什么呢？因为她们一辈子都在绣花、打毛衣，手指锻炼得特别灵活。心灵手巧，手部灵活了，身心也就灵敏起来。现在，很多年轻人的手都快萎缩了，很少做手工活动，最爱干的事就是坐在电脑前点击鼠标，仅仅是食指在那活动，长此以往，不仅手指萎缩，还很容易患上"鼠标手"。

现代人的很多病症都是由于不良的生活习惯造成的。要从根本上治疗这些病症，靠医药是没用的，治标不治本，还得从改变生活习惯做起。

另外，锻炼不得法也容易造成身体的损伤。比如，打高尔夫球，这是一项户外运动，能晒太阳，还需要经常走动，不失为锻炼的好方法；可如果运动不得法，打高尔夫球很容易造成手部损伤。比如，如果在打球时经常打死杆，啪的一下把杆打在地上，就会对手腕产生巨大的冲击力，很容易受伤。另外，老打空杆，球没打着，球杆却呼地一下甩过去了，肩膀用力过度，没有吃力点，很容易导致肩膀受伤。

锻炼的目的本是为了强身健体，但方法不当，适得其反。所以，

我在本书中并未一上来就讲述锻炼的动作，而是先讲运动的道理及相关的中医知识，也是希望读者能在明理后再去做运动，这样事半功倍。

◆ 孕妇不宜练功

孕妇切忌不要练功，因为有些动作是以抻拉为主的，抻拉容易造成流产。孕期的女性不是不能做运动，而是要格外小心，毕竟你不再是一个人了。慢走是一个很适合孕期女性锻炼的方法，每天都拉上老公下楼走几圈，边走边跟肚子里的孩子说说话，对身心都好。

健身生活化，时刻能健身

本书的宗旨就是"健身生活化，生活健康化"。健身不复杂，不艰难，行走坐卧皆可锻炼，唯一需要的就是您的一点点耐心，一点点坚持。

古人认为，习练传统健身术到120天，吃饭会香了，手脚有劲儿了，干活不累了，听力也变得比以前要好了……这些都是身体状况变好的标志。

古语有"七日来复"的说法，即身体状况每七天会有一个反复，这就需要我们在锻炼的时候，自己去慢慢感悟和体会。

如何做到"健身生活化"呢？我举几个例子：

在我们等公交车的时候，就可以站着练练起势。两腿分开，作半蹲状，多停留一会儿，再慢慢起来，一个起势就练完了，不浪费时间，还锻炼了身体。

年轻人在电脑前，没事就可做个"出爪亮翅势"或"左右开弓似射雕"，缓解肩颈疼痛，还能开合膏肓。

排队购物、买票的时候，可做做"背后七颠百病消"。提踵、落地、再提踵、再落地，这就有效地锻炼了肾经和膀胱经，还有"振髓" 的功效。

平常生活中我们要是受气了，不妨用用六字诀中的"嘘字诀"和"呼字诀"，张口多喊"嘘""呼"，就把肝郁之气宣出去了。

现代人经常处于高强度的工作压力和生活压力中，心情压抑不可避免，开口呐喊不失为一种有效地舒缓方法。我们平时登上高山，喜欢对着山谷呐喊，听听远方的回声，这其实就是调整身心的好方法。过去古人一登山就写诗，我们现在是没有这份闲情和才气了，但登上山顶呐喊几声，不仅身心得到舒畅，也能激励自己的豪情和勇毅。

再说句玩笑话，生活中如果我们跟人闹别扭了，想道歉，不妨用上"掉尾势"这个功夫。比如，夫妻间吵了架，想哄太太开心一下，一个"掉尾势"不仅道了歉，融洽了夫妻感情，还锻炼了身体，何乐而不为呢！

我编了一个顺口溜，把日常生活中的一些锻炼方法串起来，仅供参考：

等公交练起势
电脑前出爪亮翅
没事儿左右似射雕
哄太太来个掉尾势
感冒了韦驮献杵
受气了嘘和呼
排队可以背后七颠
神神经经装把糊涂

随时随地的健身小方法很多，读者可从本书中去找适合您自己的动作来练习。散落在中华大地上的民间体育锻炼方法很多，本书也只是抛砖引玉，仅仅给读者朋友们一个启发。

只要我们懂得了体育健身的道理，对各式各样的锻炼方法就能自己有一个判断。衷心希望中国的老百姓，能够在博大的中医法力的护佑下健康长寿，快乐生活。

扫码观看视频第十八讲：
锻炼的禁忌

（鸣谢国家体育总局健身气功管理中心为本书提供有关图片）